中国不同胎龄新生儿生长标准与生长曲线

主　　编　李　辉

副主编　宗心南

编　　者　(按姓氏笔画排序)

李　辉　张亚钦

武华红　宗心南

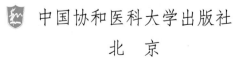

中国协和医科大学出版社

北　京

图书在版编目（CIP）数据

中国不同胎龄新生儿生长标准与生长曲线 / 李辉主编. —
北京：中国协和医科大学出版社，2023.7

ISBN 978-7-5679-2209-9

Ⅰ. ①中… Ⅱ. ①李… Ⅲ. ①新生儿－生长发育－标
准－中国②新生儿－生长曲线－标准－中国 Ⅳ. ①R174-65

中国国家版本馆CIP数据核字（2023）第103029号

中国不同胎龄新生儿生长标准与生长曲线

主　　编：李　辉
责任编辑：沈冰冰　胡安霞
封面设计：许晓晨
责任校对：张　麓
责任印制：张　岱

出版发行　**中国协和医科大学出版社**
（北京市东城区东单三条9号　邮编100730　电话010-65260431）
网　　址：www.pumcp.com
经　　销：新华书店总店北京发行所
印　　刷：小森印刷（北京）有限公司

开　　本：787mm×1092mm　　1/32
印　　张：4.625
字　　数：90千字
版　　次：2023年7月第1版
印　　次：2023年7月第1次印刷
定　　价：45.00元

ISBN 978-7-5679-2209-9

国家卫生健康委妇幼健康司委托项目

国家卫生健康委法规司卫生健康标准制修订项目

新生儿体格发育水平不仅反映其宫内生长发育和营养状况，也是影响出生后早期生存和未来健康状况的重要因素。评价新生儿宫内生长发育状况及出生时成熟度是围生医学、新生儿学及儿童保健学的重要内容之一，其中适宜的生长评价标准或参照值是必不可少的常规工具。

新生儿生长标准描绘的是胎儿在理想的宫内环境和健康条件下应该达到的生长状态，是基于低风险孕母产下的活产新生儿制定的，因此，在建立新生儿生长标准时，应在研究设计方案、研究对象纳入排除标准、测量方法、质量控制等诸多方面进行充分考虑和限定，以确保所制定的生长曲线图能更有效地识别出高危儿。

鉴于制定新生儿生长标准对参照人群的严格要求，目前除INTERGROWTH-21ˢᵗ生长标准外，其他参照值均不是来源于经过严格设计的专项调查研究，而是来源于汇总的监测数据。一方面由于监测汇总数据通常很难对孕产期母亲及新生儿的疾病与健康状态进行全面掌握，导致参照人群中无法剔除不健康或高风险个体，从而使制定出的参照值不能准确反映新生儿正常的生长规律和特征；另一方面出生身长及头围的测量技术要求较高，通过监测网一般很难得到较高质量的可靠数据。因此，目前国际上仅有极少国家同时制定有新生儿出生体重、身长和头围的生长参照值。

我国基于1988年15个城市不同胎龄新生儿体格发育调查建立的新生儿生长参照值，在过去评价我国新生儿出生时生长发育状况方面发挥了重要作用，但由于数据年代久远已不能反映当今我国新生儿的生长发育水平，并且存在小胎龄组样本量不足、缺乏28周以下早产儿数据以及统计方法的时代局限性等问题，已不能满足评价当今我国新生儿生长发育水平的客观需要。因此，发展适应新时期我国新生儿的生长评价标准是时代发展的必然要求。

2015年，在国家卫生健康委妇幼健康司的组织领导下，组建了九市儿童体格发育调查专家组，成立了九市儿童体格发育调查协作组及新生儿专项调查工作组，各抽样城市建立了新生儿调查技术市级指导组和若干调查组。工作组于2015年6月至2018年11月在第五次"中国九市七岁以下儿童体格发育调查"框架下开展了中国不同胎龄新生儿体格发育专项调查，该调查在胎龄判定、抽样方法、纳入排除标准、测量工具、测量技术、问卷设计、质量控制等方面进行了充分论证和科学规划，为制定新时期我国不同胎龄新生儿生长参照标准提供了极其宝贵的数据资料。

在所获得的调查数据基础上，课题组研究制定了不同胎龄新生儿出生时的各项体格发育指标的参照值及参照值曲线，其中常用的出生体重、身长、头围的百分位数已成为国家卫生行业标准，这是协作组广大同仁历时5年工作的结晶。本书将所有参照数据及绘制的标准化曲线汇集成册供大家参考，以期让来之不易的宝贵数据最大限度地得到使用。

限于编者的水平，书中难免有疏漏及不妥之处，恳请有关专家及读者多多指正。

李　辉

2023年3月

目　录

第一章

中国不同胎龄新生儿体格发育调查

1. 背景

新生儿的体格发育水平不仅反映其宫内生长和营养状况，也是决定生后早期生存和健康发育的重要因素。近年来，随着我国低出生体重儿和巨大儿的增多，其日后的生长发育问题和成年后健康风险备受关注。尤其是越来越多的早产儿被抢救存活，这些早产儿却由于发育成熟度低、宫内营养储备不足或存在不同程度的宫内生长迟缓，在生后面临高发病率、高致残率等问题，甚至影响儿童期的生长以及成年后健康和生活质量。因此，如何保证和促进他们的正常生长发育和日后健康已成为影响社会人口质量的重要公共卫生问题。

由于出生体重和出生胎龄是影响生后早期生长发育的重要因素，因此，对新生儿生长发育状况进行分类评估及连续监测是十分重要的临床和保健工作内容，其中适宜的评价标准是必不可少的常规工具。鉴于我国在不同胎龄新生儿体格发育评价中一直沿用1988年"中国15城市不同胎龄新生儿体格发育调查研究"制定的参照值，该参照值存在以下主要问题：①近30年的年代变迁，受生长发育长期变化趋势的影响，它已不能客观评价当代新生儿的生长发育状况；②一些胎龄组样本量过少，不符合制定标准参照值的基本要求；③由于统计方法的时代局限性，极端百分位线的稳定性较差；④最小胎龄为28周，已不能满足现实工作的需求。因此，我国亟须建立新的、具有国家代表性的不同胎龄新生儿生长参照标准。

本调查的目的是了解我国不同胎龄新生儿的体格发育现状，为相应的卫生政策制定提供科学依据，并在调查数据基础上，研究制定新的不同胎龄新生儿体格生长参照标准及标准化生长曲线，供儿科临床、围产期保健及科研工作使用，为进一步促进婴儿生后早期的生长监测、营养评估以及科学喂养提供理论及实践依据。

2. 调查范围

选择北京、哈尔滨、西安、上海、南京、武汉、广州、福州和昆明9个城市的城区进行抽样，考虑到小早产儿出生人数少，且基于制定生长标准纳入早产儿需要经过严格的排除标准检验，调查开始后在9个城市周边增加天津、沈阳、长沙、深圳4个城市，每个城市选择1家医院，用以保障胎龄＜32周早产儿的样本量达到设计要求。

3. 抽样设计

采用整群随机抽样方法对胎龄24～42周新生儿进行体格发育横断面调查。选择妇幼保健院、综合医院的产科及新生儿病房为调查点。每个城市根据出生人数、早产儿分布情况等确定调查医院数量（5～8家），并需满足以下条件：①设有产科和新生儿科;②是所在城市年分娩量大,早产儿出生率高的医院;③新生儿科设备完善,有NICU病房。

4. 调查对象

纳入出生胎龄$24^{+0} \sim 42^{+6}$周的单胎活产新生儿。排除新生儿及其母亲孕期有以下情况者。

(1)双胎或多胎。

(2)胎龄不明确。

(3)人工受孕。

(4)出生时有严重先天畸形、肢体残缺、胎儿水肿或已发现染色体异常者。

(5)父母双方或一方为非华裔的外籍人士。

(6)母亲系非抽样城市户籍且常住抽样城市不足2年。

(7)母亲身高<145cm。

(8)母亲年龄<18岁或>40岁。

(9)母亲孕前3个月或孕期吸烟、酗酒、药物依赖。

(10)母亲孕期连续服用肾上腺皮质激素或其他免疫抑制剂>1个月。

(11)足月儿($37^{+0} \sim 42^{+6}$周)母亲孕期有以下任何一种情况者:①重度贫血(Hb≤60g/L);②妊娠期糖尿病;③子痫前期;④子痫;⑤甲状腺功能亢进或减退;⑥心、肾功能不全;⑦慢性高血压等。

(12)早产儿($24^{+0} \sim 36^{+6}$周)母亲孕期有以下任何一种情况者:①重度贫血(Hb≤60g/L);②妊娠期糖尿病经饮食、运动干预未能有效控制;③重度子痫前期;④子痫;⑤甲状腺功能亢进或减退且应用药物治疗未能有效控制；⑥严重心、肾功能不全（心功能分级Ⅲ级及以上或者肾功能不全失代偿期及以上）等。

5. 样本量估算

按照体格发育专项调查的统计学要求，每个胎龄组样本量应至少达到200人，每胎龄组样本量达到500人时可满足对体格指标百分位数（P）P_3和P_{97}的精度要求。胎龄37～41周足月儿，每市每胎龄组男女样本量各约100人；胎龄29～36周早产儿，每市每胎龄组男女样本量各约50人。鉴于胎龄37～41周足月儿符合纳入和排除标准的例数较多，以每个季度平均分配比例随机抽取，达到样本量要求；胎龄≥42周足月儿和胎龄≤28周早产儿不设样本量要求，符合本研究纳入排除标准均纳入调查并归入相应季节。

6. 胎龄确定

根据母亲末次月经（last menstruation period，LMP）和孕早期（前3个月）超声检查结果综合确定胎龄。当两种方法确定的胎龄相差1周以内时，以LMP为准；当两种方法确定的胎龄相差1周以上时，以超声为准。

胎龄LMP法：从母亲末次月经第1日起计算，足7天为1周，以此计算胎龄。超声胎龄法：根据孕早期超声得到的顶臀长（crown-rump length，CRL）确定超声胎龄。

7. 调查内容与项目

（1）问卷调查：新生儿基本信息（性别、出生日期、胎龄、胎龄确定依据、胎数、出生方式）；家庭信息（父母的年龄、民族、文化程度、职业、身高，家庭上一年总收入）；母亲孕产期情况（末次月经开始日期、孕产情况、孕前/孕早期体重、产前体重、母亲孕期合并症/并发症情况）等。

（2）新生儿体格测量（第1次和第2次）：出生体重、出生身长、出生头围。

8. 体格测量方法

（1）出生体重：采用婴儿电子体重秤（量程20kg、分度值10g）在出生12小时之内测量。将婴儿电子体重秤放于稳定、平整的桌面，开机读数为零时可开始用于测量。擦干新生儿身体，将其轻轻放于电子体重秤托盘上进行称重，当新生儿基本维持不动，且电子秤读数保持不变时进行读数，读数精确至10g。第1次测量完成后，由第2位测量者将新生儿抱起，待电子秤读数为零时，按照上述方法将新生儿放入托盘中再次称重。

（2）出生身长：采用统一定制的标准量床（量程65cm、分度值0.1cm），小早产儿采用特制量具（量程45cm、分度值0.1cm，专利号ZL201520996396.X），在出生24小时之内测量。主测者将新生儿轻轻放在量板中线上，助手固定新生儿头部使其接触头板。此时新生儿面向上，两耳在同一水平上，两侧耳郭上缘与眼眶下缘的连线与量板垂直。主测者位于新生儿右侧，左手轻轻按住两膝，使两腿并拢伸直并贴紧量板，用右手移动足板，使其紧贴双足跟，当两侧标尺读数一致时读取足板内侧数值，读数精确至0.1cm。测量完成后，助手将新生儿抱起，主测者与助手互换位置，按上述方法进行第2次测量。

（3）出生头围：采用统一定制不可伸缩软尺（宽0.7cm、量程100cm、分度值0.1cm），在出生24小时之内测量。新生儿取仰卧位，第1位测量者立于新生儿前方或右侧，用左手拇指将软尺零点固定于头部右侧齐眉弓上缘处（软尺下缘恰于眉毛上缘），右手持软尺经枕骨粗隆最高处绕头部一圈回至零点，测量时软尺应紧贴皮肤，左右两侧保持对称，读数精确至0.1cm。测量完成后，由第2位测量者按上述方法进行再次测量。

9. 质量控制

（1）组织管理及分工：专家组负责研究方案框架设计、科学性及与可行性论证、数据分析咨询；工作组负责研究方案起草、调查问卷设计、人员培训、监督指导、质量控制、统计分析、撰写调查报告；市级指导组负责协调抽样地区医院人员培训、监督指导、质量控制；调查组以医院为单位，负责具体研究方案实施，完成现场体格测量及调查问卷填写。

（2）调查组人力和资质：各调查组应至少配备3～5名专业技术人员，并选派出1名具有一定临床经验、副主任医师及以上职称的儿/产科医生作为调查组组长。

（3）培训和督导：工作组对市级指导组进行培训，市级指导组对各市调查组进行培训。在培训现场对培训对象要求达到以下标准：对填写和理解调查问卷的把握程度一致，对出生体重、身长、头围测量和记录规范。工作组和市级指导组对调查组工作采用深入现场、微信、电话和简报等形式进行督导，发现问题及时纠正并重复培训。

（4）测量工具标准化：统一配备标准量床/特制量具、不可伸缩软尺、标准尺（精度为1mm的钢卷尺）和标准砝码（10g、50g、100g、500g）。定期用标准尺/砝码进行校验：标准量床/特制量具误差不超过0.5cm，不可伸缩软尺误差范围超过0.5cm时，需更换软尺；电子体重秤经标准砝码统一评估及校验合格后方可用于调查，误差超过10g需找出原因及时解决。

（5）测量误差控制：2人2次测量，当第2次出生体重、身长和头围读数与第1次的误差＜10g、0.5cm和0.5cm时，记录2次测量值；当2次读数误差＞10g、0.5cm和0.5cm时，行第3次测量，记录误差＜10g、0.5cm和0.5cm的第1次与第3次测量值。

（6）调查卡填写与审查：调查由2名医护人员完成，1名手工填写调查卡，另1名核对。调查组组长或专人审查（初审），并将合格调查卡和不合格调查卡的数量及其原因上报市级指导组。市级指导组（复审）每3个月向工作组上报调查卡（包括不合格调查卡）。工作组（终审）终审合格方为合格调查卡。

10. 调查主要结果

调查纳入13个城市69家医院，其中妇幼保健院23家，综合医院46家。共纳入新生儿24 375例，其中男13 197例，女11 178例，足月儿12 111例，早产儿12 264例。各个胎龄组调查人数见表1-1、各城市调查人数见表1-2。新生儿出生方式为阴道分娩者占61.4%、剖宫产者占38.6%；新生儿产次为第1胎

表 1-1　新生儿调查人群的胎龄和性别分布

胎龄/周	性别分布人数/人		合计
	男	女	
24	26	15	41
25	40	17	57
26	79	40	119
27	136	106	242
28	305	212	517
29	353	279	632
30	497	356	853
31	631	457	1088
32	774	517	1291
33	714	497	1211
34	948	710	1658
35	1085	910	1995
36	1454	1106	2560
37	1020	857	1877
38	1234	1210	2444
39	1549	1440	2989
40	1380	1377	2757
41	926	1006	1932
42	46	66	112
合计	13 197	11 178	24 375

表1-2　新生儿调查人群的地区和胎龄分布

地区	胎龄分布人数/人				合计
	24～28周	29～32周	33～36周	37～42周	
北京	125	388	824	1113	2450
哈尔滨	50	215	758	1079	2102
西安	94	416	905	1761	3176
上海	55	178	545	971	1749
南京	189	728	984	1565	3466
武汉	117	767	731	1084	2699
广州	94	351	1293	1955	3693
福州	56	252	735	995	2038
昆明	82	347	649	1588	2666
天津	47	75	0	0	122
沈阳	11	55	0	0	66
长沙	13	46	0	0	59
深圳	43	46	0	0	89
合计	976	3864	7424	12 111	24 375

者占65.9%、第2胎及以上者占34.1%；母亲受教育程度为高中及以上水平者占84.8%，母亲平均生育年龄为31.5岁、平均身高为161.0cm、孕前平均体质指数为21.0kg/m²、孕期平均增重为13.8kg。表1-3显示新生儿调查人群的出生体重、身长和头围的生长发育水平。

表1-3 新生儿调查人群的生长发育状况 $[\bar{x}(s)]$

胎龄/周	男			女		
	体重/g	身长/cm	头围/cm	体重/g	身长/cm	头围/cm
24	708.3	32.1	22.2	664.7	31.6	21.3
	(161.7)	(2.9)	(2.6)	(187.1)	(2.6)	(2.1)
25	875.7	34.6	24.1	814.4	32.3	23.0
	(134.3)	(3.0)	(2.1)	(205.0)	(3.1)	(2.7)
26	969.0	34.6	24.8	877.8	34.3	24.5
	(132.0)	(3.1)	(1.8)	(112.2)	(3.0)	(1.9)
27	1107.6	36.6	25.6	987.0	35.0	25.2
	(185.7)	(2.8)	(1.9)	(174.2)	(3.0)	(1.9)
28	1215.7	37.5	26.6	1161.1	37.2	26.6
	(210.4)	(2.9)	(1.8)	(200.6)	(2.9)	(1.9)
29	1344.7	38.5	27.4	1260.4	38.3	26.7
	(234.4)	(2.8)	(1.8)	(198.0)	(3.0)	(1.9)
30	1499.9	40.3	28.4	1430.6	39.6	27.9
	(257.7)	(2.7)	(1.8)	(256.8)	(2.8)	(1.9)
31	1681.5	41.6	29.0	1568.3	40.9	28.6
	(260.3)	(2.8)	(1.7)	(291.1)	(2.8)	(1.9)

续 表

胎龄/周	男			女		
	体重/g	身长/cm	头围/cm	体重/g	身长/cm	头围/cm
32	1874.7 （313.8）	43.0 （2.7）	29.8 （1.8）	1773.7 （310.5）	42.2 （2.7）	29.4 （1.9）
33	2118.2 （324.0）	44.6 （2.5）	30.9 （1.8）	1965.6 （353.1）	43.5 （2.8）	30.2 （1.9）
34	2328.0 （353.9）	45.7 （2.4）	31.6 （1.6）	2216.0 （335.5）	44.9 （2.5）	31.1 （1.7）
35	2569.3 （389.3）	47.0 （2.2）	32.2 （1.6）	2453.4 （384.8）	46.3 （2.2）	31.8 （1.7）
36	2798.2 （390.0）	48.1 （2.1）	32.7 （1.5）	2672.0 （390.5）	47.5 （2.2）	32.3 （1.6）
37	3087.7 （345.3）	49.5 （1.5）	33.3 （1.3）	2956.3 （363.7）	48.9 （1.7）	32.9 （1.4）
38	3284.0 （376.6）	50.0 （1.5）	33.8 （1.4）	3156.8 （356.7）	49.4 （1.5）	33.4 （1.3）
39	3389.7 （369.2）	50.5 （1.5）	34.0 （1.3）	3271.5 （355.2）	49.9 （1.5）	33.7 （1.3）
40	3499.5 （375.7）	50.9 （1.5）	34.2 （1.4）	3377.6 （379.8）	50.4 （1.4）	33.8 （1.3）
41	3574.6 （378.6）	51.1 （1.5）	34.4 （1.4）	3474.2 （360.6）	50.6 （1.4）	34.1 （1.4）
42	3570.8 （472.7）	51.2 （1.8）	34.4 （1.3）	3501.8 （352.6）	50.8 （1.6）	34.4 （1.6）

致谢：在国家卫健委妇幼司的直接领导下，九市儿童体格发育调查协作组根据工作需要组建了调查专家组和调查工作组，调查工作组成员负责本地区新生儿调查工作队伍组建及调查工作实施。中国不同胎龄新生儿体格发育调查历时3年半，得到有关省市卫健委妇幼处和妇幼保健机构的大力支持，凝聚了许多领导、专家、同仁的不懈努力和辛勤付出，在此一并感谢。

调查专家组成员：朱宗涵、张霆、戴耀华、李辉（首都儿科研究所），赵更力、冯琪（北京大学第一医院），王丹华（北京协和医院），张巍（首都医科大学附属北京妇产医院北京妇幼保健院），张军（上海交通大学医学院附属新华医院），陈超（复旦大学附属儿科医院），江帆（上海交通大学附属上海儿童医学中心），罗小平（华中科技大学同济医学院附属同济医院），郑迎东（北京大学公共卫生学院），金水高、王惠珊、赵丽云（中国疾病预防控制中心），米杰（首都医科大学附属北京儿童医院国家儿童医学中心）。

调查工作组成员：李辉、张亚钦、宗心南、武华红（首都儿科研究所），赵更力、冯琪（北京大学第一医院），王丹华（北京协和医院），潘迎、杨惠娟（首都医科大学附属北京妇产医院北京妇幼保健院），芦博智、郭亚静（哈尔滨市妇幼保健计划生育服务中心），相晓妹、董敏（西安市妇幼保健院），张晶、魏梅（上海市妇幼保健中心），余章斌、韩树萍（南京医科大学附属妇产医院），周爱芬、张雅琪（武汉市妇幼保健院），郭勇、刘贤（广州市妇女儿童医疗中心），葛品（福建省妇幼保健院），郭芳（昆明市妇幼保健院），郑军、田秀英（天津市中心妇产医院），林蓓（中国医科大学附属盛京医院），邱晓媚（深圳市妇幼保健院），岳少杰（中南大学湘雅医院）。

第二章

新生儿生长标准的研制方法

1. 数据处理

出生体重、身长和头围取两次测量的平均值。在建立生长标准时，删除体重缺失2名、身长缺失8名、头围缺失16名，为消除异常值对生长曲线的不利影响，进一步删除各指标$\bar{x} \pm 5SD$之外数值，最终用于建立各指标生长曲线模型的样本量：体重24 361名、身长24 350名、头围24 349名、体重身长比24 335名、体质指数（body mass index，BMI）24 315名、重量指数（ponderal index，PI）24 156名、体重头围比24 348名、身长头围比24 306名、体重别身长24 344名、体重别头围24 329名。

2. 敏感性分析

由于小早产儿样本人数不足，在9个城市周边增加4个调查点，故行9个城市和13个城市的男女新生儿出生体重、身长和头围的百分位数值计算并进行两者的比较分析。结果表明基于9个城市与基于13个城市的出生体重、身长和头围的百分位曲线差异非常小，但基于13个城市的数据能整体上提高生长曲线的稳定性，

尤其是能提高 P_3 和 P_{97} 边际百分位数的稳定性，因此最终建立生长标准时选择13个城市的数据。

3. 数据分布特征分析

为更精确地获得各指标的百分位数和标准差单位数值，需要全面了解各指标的均值、标准差、偏度、峰度等分布特征，为选择合适的数据分布转换类型提供科学基础。除个别胎龄组外，大多数胎龄组男女新生儿出生体重、身长和头围均为非正态分布，体重右偏较为明显、身长和头围左偏较为明显，体重、身长和头围均呈现较为明显的尖峰厚尾特征。进一步证实性分析显示：在基于位置、尺度和形状的广义可加模型（generalized additive models for location，scale and shape，GAMLSS）框架下，以最小全局偏差（global deviance，GD）、赤池信息量准则（Akaike information criterion，AIC）、贝叶斯信息准则（Bayesian information criterion，BIC）为评价指标，男女体重以基于BCT分布转换的GD、AIC和BIC最小，男女身长和头围以基于BCPE分布转换的GD、AIC和BIC最小。

4. 样本加权论证分析

考虑到各市实际调查人数的差异，在建立生长标准时，尝试进行加权调整。权重为各市调查人数与9个城市总调查人数平均数比值的倒数，9个城市周边的天津数据合并到北京数据、沈阳数据合并到哈尔滨数据、长沙数据合并到武汉数据、深圳数据合并到广州数据。比较在主要百分位数上加权结果和不加权结果的差异：男体重各胎龄组各百分位数上差值范围是-1～4g，女体重在24～26周差值范围是-30～-2g、在其余胎龄组差值范围是-5～6g；男身长在24～27周差值范围是0～0.2cm、在其余胎龄组没有差别，女身长在24周差值范围是-0.1～0cm、在其余胎龄组没有差别；男头围在24～26周差值范围是0～0.2cm、在其余胎龄组没有差别，女头围在24周差值范围是0～0.1cm、在其余胎龄组没有差别。考虑到加权和不加权各指标在主要百分位数上的差异非常小。因此，最终建立生长标准时选择常规不进行加权处理。

5. 生长曲线拟合方法

中国新生儿生长标准采用国际先进的GAMLSS法进行生长曲线拟合，该方法包含BCCG、BCPE和BCT等多种分布转换方法和三次样条函数、分段多项式等多种平滑函数，能提高对具有明显偏度和峰度的复杂分布数据的处理能力，是目前国际上最先进、功能最强大的生长曲线拟合方法，能根据实际需求产生各指标的任意百分位数和标准差单位数值。基于GAMLSS 4.3-1软件包在R 3.1.2上实现对各指标生长曲线模型的拟合，依据数据分布特征并结合在GAMLSS框架下进行的证实性分析结果，最终确定各指标的适宜数据分布转换：体重BCT、身长BCPE、头围BCPE、体重身长比BCT、BMI BCT、PI BCT、体重头围比BCT、身长头围比BCT、体重别身长BCT、体重别头围BCT，数据平滑函数选择最常用、平滑性能强大的三次样条函数。

6. 拟合值与实测值比较

　　男女新生儿出生体重（图2-1）、身长（图2-2）、头围（图2-3）、体重身长比（图2-4）、体质指数（图2-5）、重量指数（图2-6）、体重头围比（图2-7）、身长头围比（图2-8）、体重别身长（图2-9）和体重别头围（图2-10）百分位数曲线均呈现较好的曲线形态，各指标在主要百分位数上的拟合值与实测值均呈现较好的一致性。在胎龄24 ~ 26周由于样本量略小，各指标的拟合值与实测值呈现不同程度的差异。

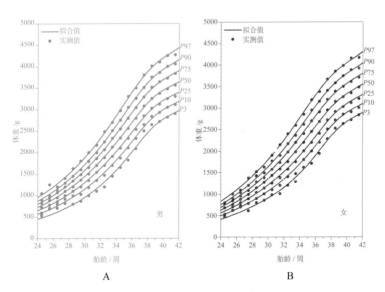

图2-1　新生儿出生体重百分位数拟合值与实测值比较

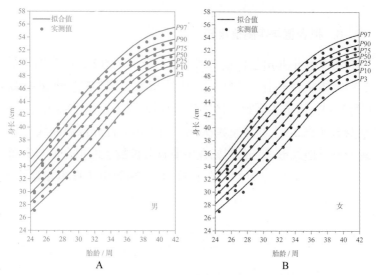

图2-2　新生儿出生身长百分位数拟合值与实测值比较

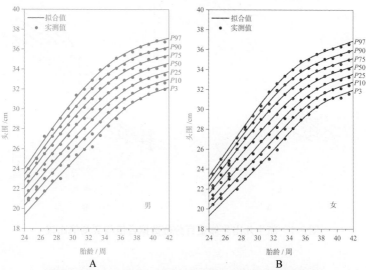

图2-3　新生儿出生头围百分位数拟合值与实测值比较

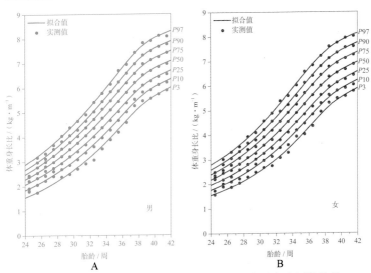

图2-4　新生儿出生体重身长比百分位数拟合值与实测值比较

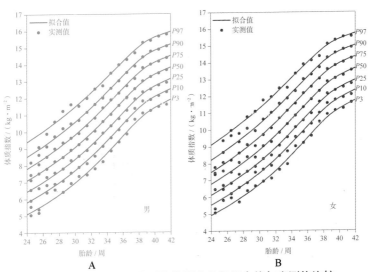

图2-5　新生儿出生体质指数百分位数拟合值与实测值比较

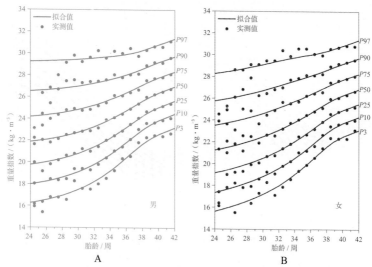

图2-6　新生儿出生重量指数百分位数拟合值与实测值比较

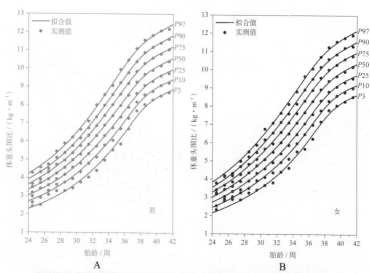

图2-7　新生儿出生体重头围比百分位数拟合值与实测值比较

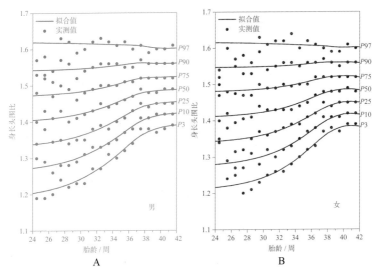

图2-8　新生儿出生身长头围比百分位数拟合值与实测值比较

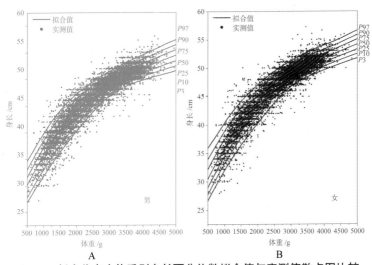

图2-9　新生儿出生体重别身长百分位数拟合值与实测值散点图比较

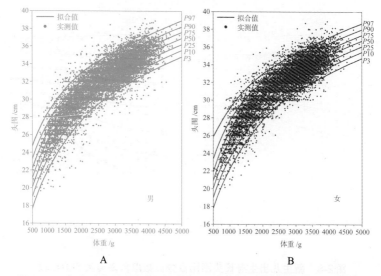

A

B

图2-10 新生儿出生体重别头围百分位数拟合值与实测值散点图比较

第三章

新生儿生长标准值及标准化生长曲线

中国出生胎龄24～42周新生儿出生体重的百分位数和标准差单位数值见表3-1～表3-4。

中国出生胎龄24～42周新生儿出生身长的百分位数和标准差单位数值见表3-5～表3-8。

中国出生胎龄24～42周新生儿出生头围的百分位数和标准差单位数值见表3-9～表3-12。

中国出生胎龄24～42周男性新生儿体重百分位数生长曲线见图3-1。

中国出生胎龄24～42周男性新生儿身长、头围百分位数生长曲线见图3-2。

中国出生胎龄24～42周女性新生儿体重百分位数生长曲线见图3-3。

中国出生胎龄24～42周女性新生儿身长、头围百分位数生长曲线见图3-4。

表3-1　中国出生胎龄24～42周男性新生儿出生体重的百分位数值

胎龄/周	体重/g						
	P_3	P_{10}	P_{25}	P_{50}	P_{75}	P_{90}	P_{97}
24	455	570	655	732	804	874	959
25	513	640	734	819	900	978	1072
26	580	719	823	918	1008	1096	1200
27	657	809	924	1030	1130	1228	1343
28	745	910	1036	1154	1267	1375	1503
29	845	1023	1162	1293	1418	1539	1680
30	958	1150	1302	1446	1586	1720	1876
31	1087	1292	1457	1617	1771	1920	2091
32	1233	1451	1630	1805	1976	2140	2328
33	1400	1628	1820	2012	2199	2380	2585
34	1586	1823	2027	2234	2438	2634	2856
35	1791	2033	2247	2467	2686	2897	3133
36	2015	2258	2477	2707	2937	3159	3406
37	2247	2487	2708	2943	3181	3410	3664
38	2468	2701	2921	3157	3399	3632	3889
39	2649	2874	3091	3329	3573	3809	4068
40	2783	3002	3216	3455	3702	3941	4203
41	2886	3100	3314	3554	3806	4051	4319
42	2977	3188	3402	3647	3907	4161	4438

表3-2　中国出生胎龄24～42周男性新生儿出生体重的标准差单位数值

胎龄/周	体重/g				
	$-2SDs$	$-1SDs$	Median	$+1SDs$	$+2SDs$
24	426	612	732	840	979
25	482	686	819	941	1094
26	547	771	918	1054	1224
27	620	866	1030	1181	1370
28	705	972	1154	1323	1532
29	802	1091	1293	1481	1712
30	912	1224	1446	1656	1911
31	1038	1372	1617	1849	2130
32	1183	1537	1805	2062	2370
33	1347	1721	2012	2294	2630
34	1532	1921	2234	2541	2905
35	1738	2135	2467	2796	3185
36	1962	2362	2707	3054	3460
37	2196	2591	2943	3301	3719
38	2419	2804	3157	3521	3945
39	2602	2976	3329	3697	4124
40	2738	3102	3455	3827	4259
41	2843	3199	3554	3935	4376
42	2935	3287	3647	4040	4498

表3-3　中国出生胎龄24～42周女性新生儿出生体重的百分位数值

胎龄/周	体重/g						
	P_3	P_{10}	P_{25}	P_{50}	P_{75}	P_{90}	P_{97}
25	479	572	648	722	796	869	958
26	549	654	741	826	911	995	1096
27	626	745	843	941	1038	1135	1250
28	711	844	955	1067	1178	1288	1418
29	804	951	1076	1203	1330	1455	1601
30	906	1068	1209	1352	1495	1636	1800
31	1020	1198	1354	1515	1676	1835	2018
32	1151	1344	1516	1694	1875	2051	2254
33	1302	1509	1696	1892	2091	2285	2506
34	1477	1695	1896	2108	2323	2534	2771
35	1676	1902	2113	2338	2568	2791	3042
36	1896	2125	2342	2575	2815	3047	3305
37	2130	2357	2574	2810	3052	3287	3546
38	2358	2579	2792	3026	3266	3498	3753
39	2547	2762	2971	3202	3440	3670	3920
40	2686	2896	3104	3336	3575	3806	4055
41	2796	3005	3214	3448	3691	3925	4178
42	2891	3101	3312	3551	3801	4042	4301

表3-4　中国出生胎龄24～42周女性新生儿出生体重的标准差单位数值

胎龄/周	体重/g				
	−2SDs	−1SDs	Median	＋1SDs	＋2SDs
25	457	609	722	834	979
26	524	696	826	955	1120
27	599	792	941	1088	1276
28	681	897	1067	1235	1447
29	771	1011	1203	1395	1634
30	870	1136	1352	1568	1837
31	981	1273	1515	1759	2059
32	1108	1426	1694	1967	2299
33	1257	1598	1892	2192	2555
34	1430	1790	2108	2433	2824
35	1628	2002	2338	2685	3097
36	1847	2227	2575	2936	3362
37	2082	2459	2810	3175	3602
38	2312	2679	3026	3388	3808
39	2503	2859	3202	3561	3973
40	2642	2993	3336	3697	4109
41	2753	3102	3448	3815	4232
42	2849	3199	3551	3928	4355

表3-5　中国出生胎龄24～42周男性新生儿出生身长的百分位数值

胎龄/周	身长/cm						
	P_3	P_{10}	P_{25}	P_{50}	P_{75}	P_{90}	P_{97}
25	28.1	29.6	31.0	32.5	34.0	35.3	36.5
26	29.2	30.8	32.3	33.9	35.4	36.7	38.0
27	30.5	32.1	33.7	35.3	36.9	38.3	39.6
28	31.7	33.4	35.1	36.8	38.4	39.8	41.2
29	33.0	34.8	36.5	38.2	39.9	41.3	42.7
30	34.3	36.2	37.9	39.7	41.4	42.8	44.2
31	35.7	37.7	39.4	41.2	42.8	44.3	45.6
32	37.2	39.1	40.9	42.6	44.3	45.6	47.0
33	38.7	40.7	42.4	44.1	45.6	46.9	48.3
34	40.2	42.2	43.8	45.4	46.8	48.2	49.5
35	41.8	43.6	45.2	46.6	48.0	49.2	50.7
36	43.2	45.0	46.4	47.7	49.0	50.4	51.8
37	44.4	46.2	47.5	48.7	49.8	51.2	52.9
38	45.6	47.3	48.5	49.5	50.6	52.1	53.7
39	46.5	48.2	49.3	50.3	51.2	52.6	54.4
40	47.3	48.9	49.8	50.8	51.7	53.1	54.9
41	47.9	49.4	50.2	51.2	52.1	53.5	55.3
42	48.3	49.7	50.5	51.4	52.4	53.8	55.6

表3-6　中国出生胎龄24～42周男性新生儿出生身长的标准差单位数值

胎龄/周	身长/cm				
	−2SDs	−1SDs	Median	+1SDs	+2SDs
25	27.8	30.2	32.5	34.7	36.7
26	28.9	31.5	33.9	36.1	38.3
27	30.1	32.9	35.3	37.6	39.8
28	31.4	34.2	36.8	39.2	41.4
29	32.6	35.6	38.2	40.7	43.0
30	33.9	37.0	39.7	42.2	44.5
31	35.3	38.5	41.2	43.6	45.9
32	36.7	40.0	42.6	45.0	47.4
33	38.2	41.5	44.1	46.3	48.7
34	39.8	43.0	45.4	47.5	49.9
35	41.4	44.4	46.6	48.6	51.1
36	42.8	45.7	47.7	49.6	52.2
37	44.0	46.9	48.7	50.5	53.2
38	45.2	48.0	49.5	51.3	54.0
39	46.1	48.8	50.3	52.0	54.7
40	47.0	49.5	50.8	52.5	55.2
41	47.5	50.0	51.2	52.8	55.6
42	48.0	50.3	51.4	53.1	55.9

表 3-7　中国出生胎龄 24 ～ 42 周女性新生儿出生身长的百分位数值

胎龄/周	身长/cm						
	P_3	P_{10}	P_{25}	P_{50}	P_{75}	P_{90}	P_{97}
25	28.0	29.4	30.6	32.0	33.2	34.2	35.2
26	29.1	30.6	31.9	33.3	34.7	35.8	36.8
27	30.2	31.8	33.2	34.7	36.2	37.4	38.5
28	31.4	33.0	34.6	36.2	37.7	39.0	40.2
29	32.5	34.3	35.9	37.6	39.2	40.5	41.8
30	33.8	35.6	37.3	39.0	40.7	42.1	43.4
31	35.1	36.9	38.6	40.4	42.1	43.5	44.9
32	36.4	38.3	40.0	41.8	43.5	44.9	46.3
33	37.8	39.7	41.4	43.2	44.9	46.3	47.6
34	39.3	41.2	42.9	44.6	46.2	47.5	48.7
35	40.8	42.7	44.3	45.9	47.4	48.6	50.0
36	42.4	44.1	45.7	47.1	48.5	49.6	50.9
37	43.7	45.3	46.9	48.2	49.4	50.4	51.9
38	44.8	46.4	47.9	49.1	50.1	51.1	52.6
39	45.8	47.3	48.7	49.9	50.7	51.7	53.2
40	46.5	48.1	49.4	50.4	51.3	52.3	53.7
41	47.1	48.7	49.8	50.9	51.7	52.6	54.2
42	47.6	49.2	50.1	51.2	52.0	53.0	54.5

表3-8　中国出生胎龄24～42周女性新生儿出生身长的标准差单位数值

胎龄/周	身长/cm				
	−2SDs	−1SDs	Median	＋1SDs	＋2SDs
25	27.7	30.0	32.0	33.8	35.4
26	28.8	31.2	33.3	35.3	37.0
27	29.9	32.5	34.7	36.8	38.7
28	31.0	33.8	36.2	38.4	40.4
29	32.2	35.1	37.6	39.9	42.1
30	33.4	36.4	39.0	41.4	43.7
31	34.7	37.7	40.4	42.9	45.2
32	36.0	39.1	41.8	44.3	46.6
33	37.4	40.5	43.2	45.6	47.9
34	38.9	42.0	44.6	46.9	49.0
35	40.5	43.5	45.9	48.0	50.2
36	42.0	44.9	47.1	49.1	51.2
37	43.4	46.3	48.2	49.9	52.1
38	44.5	47.4	49.1	50.6	52.9
39	45.5	48.3	49.9	51.2	53.5
40	46.3	49.0	50.4	51.8	54.0
41	46.9	49.6	50.9	52.2	54.4
42	47.3	50.0	51.2	52.5	54.7

表3-9 中国出生胎龄24～42周男性新生儿出生头围的百分位数值

胎龄/周	头围/cm						
	P_3	P_{10}	P_{25}	P_{50}	P_{75}	P_{90}	P_{97}
25	20.3	21.3	22.2	23.1	23.9	24.6	25.2
26	21.2	22.2	23.2	24.1	25.0	25.7	26.4
27	22.1	23.2	24.1	25.1	26.0	26.8	27.5
28	23.0	24.1	25.1	26.1	27.0	27.8	28.6
29	23.9	25.0	26.0	27.0	28.0	28.9	29.7
30	24.7	25.8	26.9	28.0	29.0	29.9	30.7
31	25.6	26.7	27.7	28.8	29.9	30.8	31.7
32	26.4	27.5	28.6	29.7	30.7	31.7	32.6
33	27.3	28.4	29.4	30.5	31.5	32.5	33.4
34	28.1	29.2	30.2	31.3	32.3	33.2	34.2
35	28.9	30.0	30.9	31.9	32.9	33.9	34.8
36	29.7	30.6	31.6	32.5	33.5	34.4	35.3
37	30.3	31.2	32.1	33.1	34.0	34.9	35.8
38	30.9	31.8	32.6	33.5	34.4	35.3	36.1
39	31.3	32.2	33.0	33.9	34.7	35.6	36.5
40	31.6	32.5	33.3	34.1	35.0	35.8	36.7
41	31.9	32.8	33.6	34.4	35.2	36.0	36.9
42	32.2	33.0	33.8	34.6	35.4	36.2	37.1

表3-10　中国出生胎龄24～42周男性新生儿出生头围的标准差单位数值

胎龄/周	头围/cm				
	$-2SDs$	$-1SDs$	Median	$+1SDs$	$+2SDs$
25	20.1	21.7	23.1	24.3	25.3
26	21.0	22.7	24.1	25.4	26.5
27	21.9	23.6	25.1	26.4	27.6
28	22.8	24.5	26.1	27.5	28.8
29	23.6	25.4	27.0	28.5	29.8
30	24.5	26.3	28.0	29.5	30.9
31	25.3	27.2	28.8	30.4	31.8
32	26.2	28.0	29.7	31.2	32.8
33	27.1	28.9	30.5	32.1	33.6
34	27.9	29.7	31.3	32.8	34.3
35	28.7	30.4	31.9	33.4	35.0
36	29.5	31.1	32.5	34.0	35.5
37	30.1	31.7	33.1	34.5	35.9
38	30.7	32.2	33.5	34.9	36.3
39	31.1	32.6	33.9	35.2	36.6
40	31.5	32.9	34.1	35.4	36.9
41	31.8	33.1	34.4	35.6	37.1
42	32.0	33.4	34.6	35.8	37.3

表 3-11 中国出生胎龄 24 ～ 42 周女性新生儿出生头围的百分位数值

胎龄/周	头围/cm						
	P_3	P_{10}	P_{25}	P_{50}	P_{75}	P_{90}	P_{97}
25	20.1	20.9	21.7	22.6	23.3	23.9	24.4
26	20.9	21.8	22.6	23.6	24.4	25.0	25.6
27	21.7	22.7	23.6	24.5	25.4	26.1	26.7
28	22.6	23.5	24.5	25.5	26.5	27.2	27.9
29	23.4	24.4	25.4	26.5	27.5	28.3	29.0
30	24.2	25.2	26.3	27.4	28.5	29.3	30.1
31	25.0	26.1	27.2	28.3	29.4	30.3	31.1
32	25.9	27.0	28.1	29.2	30.3	31.2	32.1
33	26.8	27.9	28.9	30.1	31.1	32.1	33.0
34	27.7	28.7	29.7	30.8	31.9	32.8	33.7
35	28.5	29.5	30.5	31.5	32.6	33.5	34.4
36	29.3	30.2	31.2	32.2	33.1	34.0	34.9
37	30.0	30.9	31.8	32.7	33.6	34.5	35.3
38	30.5	31.4	32.3	33.1	34.0	34.8	35.7
39	31.0	31.9	32.7	33.5	34.3	35.2	36.0
40	31.4	32.2	33.0	33.8	34.6	35.4	36.3
41	31.7	32.5	33.3	34.1	34.9	35.7	36.6
42	31.9	32.8	33.6	34.3	35.2	36.0	36.9

表3-12 中国出生胎龄24～42周女性新生儿出生头围的标准差单位数值

胎龄/周	头围/cm				
	−2SDs	−1SDs	Median	＋1SDs	＋2SDs
25	20.0	21.3	22.6	23.7	24.5
26	20.8	22.2	23.6	24.7	25.7
27	21.6	23.1	24.5	25.8	26.8
28	22.4	24.0	25.5	26.9	28.0
29	23.2	24.9	26.5	27.9	29.1
30	24.0	25.7	27.4	28.9	30.2
31	24.8	26.6	28.3	29.9	31.3
32	25.7	27.5	29.2	30.8	32.2
33	26.6	28.4	30.1	31.6	33.1
34	27.4	29.2	30.8	32.4	33.9
35	28.3	30.0	31.5	33.1	34.6
36	29.1	30.7	32.2	33.6	35.1
37	29.8	31.3	32.7	34.1	35.5
38	30.4	31.8	33.1	34.5	35.9
39	30.8	32.2	33.5	34.8	36.2
40	31.2	32.6	33.8	35.1	36.5
41	31.5	32.9	34.1	35.3	36.8
42	31.8	33.1	34.3	35.6	37.1

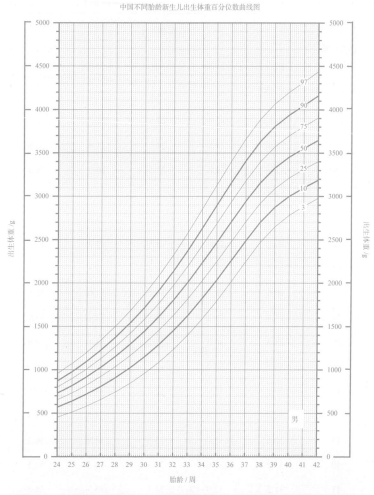

图 3-1 中国出生胎龄24～42周男性新生儿体重百分位数生长曲线

料资来源：中华人民共和国卫生行业标准WS/T 800—2022。（首都儿科研究所生长发育研究室制作）

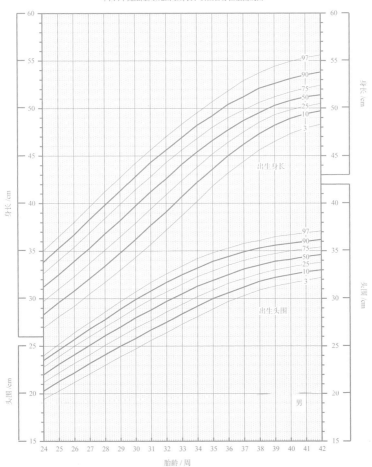

图 3-2　中国出生胎龄 24 ～ 42 周男性新生儿身长、头围百分位数生长曲线

料资来源：中华人民共和国卫生行业标准 WS/T 800—2022。（首都儿科研究所生长发育研究室制作）

中国不同胎龄新生儿出生体重百分位数曲线图

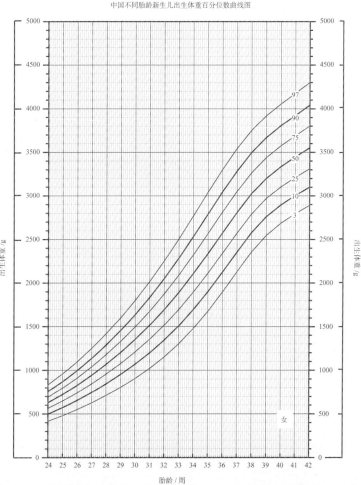

图3-3 中国出生胎龄24～42周女性新生儿体重百分位数生长曲线

料资来源：中华人民共和国卫生行业标准WS/T 800—2022。（首都儿科研究所生长发育研究室制作）

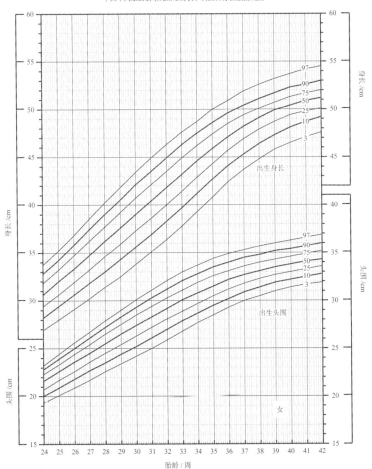

中国不同胎龄新生儿出生身长、头围百分位数曲线图

图3-4　中国出生胎龄24～42周女性新生儿身长、头围百分位数生长曲线

料资来源：中华人民共和国卫生行业标准WS/T 800—2022。（首都儿科研究所生长发育研究室制作）

第四章
新生儿营养状况和身体比例评价的相关指标参照值

中国出生胎龄24～42周新生儿体重身长比的百分位数和标准差单位数值见表4-1～表4-4。

中国出生胎龄24～42周新生儿体质指数的百分位数和标准差单位数值见表4-5～表4-8。

中国出生胎龄24～42周新生儿重量指数的百分位数和标准差单位数值见表4-9～表4-12。

中国出生胎龄24～42周新生儿体重头围比的百分位数和标准差单位数值见表4-13～表4-16。

中国出生胎龄24～42周新生儿身长头围比的百分位数和标准差单位数值见表4-17～表4-20。

中国新生儿体重别身长的百分位数和标准差单位数值见表4-21～表4-24。

中国新生儿体重别头围的百分位数和标准差单位数值见表4-25～表4-28。

中国出生胎龄24～42周男性新生儿体重身长比百分位数生长曲线见图4-1。

中国出生胎龄24～42周女性新生儿体重身长比百分位数

生长曲线见图4-2。

中国出生胎龄24～42周男性新生儿体质指数百分位数生长曲线见图4-3。

中国出生胎龄24～42周女性新生儿体质指数百分位数生长曲线见图4-4。

中国出生胎龄24～42周男性新生儿重量指数百分位数生长曲线见图4-5。

中国出生胎龄24～42周女性新生儿重量指数百分位数生长曲线见图4-6。

中国出生胎龄24～42周男性新生儿体重头围比百分位数生长曲线见图4-7。

中国出生胎龄24～42周女性新生儿体重头围比百分位数生长曲线见图4-8。

中国出生胎龄24～42周男性新生儿身长头围比百分位数生长曲线见图4-9。

中国出生胎龄24～42周女性新生儿身长头围比百分位数生长曲线见图4-10。

中国出生胎龄24～42周男性新生儿体重别身长百分位数生长曲线见图4-11。

中国出生胎龄24～42周女性新生儿体重别身长百分位数生长曲线见图4-12。

中国出生胎龄24～42周男性新生儿体重别头围百分位数生长曲线见图4-13。

中国出生胎龄24～42周女性新生儿体重别头围百分位数生长曲线见图4-14。

表4-1　中国出生胎龄24～42周男性新生儿体重身长比的百分位数值

胎龄/周	体重身长比/（kg·m⁻¹）						
	P_3	P_{10}	P_{25}	P_{50}	P_{75}	P_{90}	P_{97}
24	1.5	1.8	2.1	2.3	2.5	2.7	2.9
25	1.7	2.0	2.2	2.5	2.7	2.9	3.1
26	1.8	2.2	2.4	2.7	2.9	3.1	3.3
27	2.0	2.4	2.6	2.9	3.1	3.4	3.6
28	2.2	2.6	2.8	3.1	3.4	3.6	3.9
29	2.4	2.8	3.1	3.4	3.6	3.9	4.2
30	2.7	3.0	3.3	3.6	3.9	4.2	4.5
31	2.9	3.3	3.6	3.9	4.2	4.5	4.9
32	3.2	3.6	3.9	4.2	4.6	4.9	5.2
33	3.5	3.9	4.2	4.6	4.9	5.2	5.6
34	3.8	4.2	4.6	4.9	5.3	5.6	6.0
35	4.1	4.5	4.9	5.3	5.7	6.0	6.4
36	4.5	4.9	5.3	5.7	6.1	6.4	6.8
37	4.8	5.2	5.6	6.0	6.4	6.8	7.2
38	5.2	5.6	5.9	6.4	6.8	7.2	7.6
39	5.5	5.8	6.2	6.6	7.0	7.4	7.9
40	5.7	6.0	6.4	6.8	7.2	7.6	8.0
41	5.8	6.2	6.6	7.0	7.4	7.8	8.2
42	6.0	6.4	6.7	7.1	7.5	7.9	8.3

表4-2　中国出生胎龄24～42周男性新生儿体重身长比的标准差单位数值

胎龄/周	体重身长比/（kg·m⁻¹）				
	−2SDs	−1SDs	Median	+1SDs	+2SDs
24	1.5	2.0	2.3	2.6	2.9
25	1.6	2.1	2.5	2.8	3.2
26	1.8	2.3	2.7	3.0	3.4
27	1.9	2.5	2.9	3.2	3.7
28	2.1	2.7	3.1	3.5	4.0
29	2.3	2.9	3.4	3.8	4.3
30	2.6	3.2	3.6	4.1	4.6
31	2.8	3.4	3.9	4.4	4.9
32	3.1	3.7	4.2	4.7	5.3
33	3.4	4.0	4.6	5.1	5.7
34	3.7	4.4	4.9	5.5	6.1
35	4.1	4.7	5.3	5.9	6.5
36	4.4	5.1	5.7	6.3	6.9
37	4.8	5.4	6.0	6.6	7.3
38	5.1	5.7	6.4	7.0	7.7
39	5.4	6.0	6.6	7.2	7.9
40	5.6	6.2	6.8	7.4	8.1
41	5.8	6.4	7.0	7.6	8.3
42	5.9	6.5	7.1	7.7	8.4

表4-3 中国出生胎龄24～42周女性新生儿体重身长比的百分位数值

胎龄/周	体重身长比 / (kg · m^{-1})						
	P_3	P_{10}	P_{25}	P_{50}	P_{75}	P_{90}	P_{97}
25	1.7	1.9	2.1	2.4	2.6	2.8	3.0
26	1.8	2.1	2.3	2.5	2.8	3.0	3.2
27	2.0	2.2	2.5	2.7	3.0	3.2	3.5
28	2.1	2.4	2.7	2.9	3.2	3.5	3.7
29	2.3	2.6	2.9	3.2	3.5	3.7	4.0
30	2.5	2.8	3.1	3.4	3.8	4.0	4.4
31	2.8	3.1	3.4	3.7	4.1	4.4	4.7
32	3.0	3.4	3.7	4.0	4.4	4.7	5.1
33	3.3	3.7	4.0	4.4	4.7	5.1	5.5
34	3.6	4.0	4.4	4.7	5.1	5.5	5.9
35	3.9	4.3	4.7	5.1	5.5	5.9	6.3
36	4.3	4.7	5.1	5.5	5.9	6.3	6.7
37	4.7	5.1	5.4	5.8	6.2	6.6	7.1
38	5.0	5.4	5.8	6.2	6.6	7.0	7.4
39	5.3	5.7	6.0	6.4	6.9	7.2	7.7
40	5.5	5.9	6.2	6.6	7.1	7.4	7.9
41	5.7	6.1	6.4	6.8	7.2	7.6	8.0
42	5.9	6.2	6.6	7.0	7.4	7.8	8.2

表4-4　中国出生胎龄24～42周女性新生儿体重身长比的标准差单位数值

胎龄/周	体重身长比/（kg·m⁻¹）				
	−2SDs	−1SDs	Median	＋1SDs	＋2SDs
25	1.6	2.0	2.4	2.7	3.0
26	1.8	2.2	2.5	2.9	3.3
27	1.9	2.3	2.7	3.1	3.5
28	2.1	2.5	2.9	3.4	3.8
29	2.3	2.8	3.2	3.6	4.1
30	2.5	3.0	3.4	3.9	4.4
31	2.7	3.2	3.7	4.2	4.8
32	2.9	3.5	4.0	4.6	5.2
33	3.2	3.8	4.4	4.9	5.6
34	3.5	4.2	4.7	5.3	6.0
35	3.9	4.5	5.1	5.7	6.4
36	4.2	4.9	5.5	6.1	6.8
37	4.6	5.2	5.8	6.5	7.2
38	4.9	5.6	6.2	6.8	7.5
39	5.2	5.8	6.4	7.1	7.7
40	5.5	6.1	6.6	7.3	7.9
41	5.7	6.2	6.8	7.4	8.1
42	5.8	6.4	7.0	7.6	8.2

表4-5　中国出生胎龄24～42周男性新生儿体质指数的百分位数值

胎龄/周	体质指数/（kg·m⁻²）						
	P_3	P_{10}	P_{25}	P_{50}	P_{75}	P_{90}	P_{97}
25	5.4	6.1	6.7	7.4	8.1	8.8	9.7
26	5.6	6.4	7.0	7.7	8.4	9.1	10.0
27	5.9	6.7	7.3	8.0	8.7	9.5	10.4
28	6.3	7.0	7.6	8.3	9.1	9.8	10.7
29	6.6	7.3	8.0	8.7	9.4	10.2	11.1
30	7.0	7.7	8.4	9.1	9.8	10.6	11.5
31	7.4	8.1	8.8	9.5	10.2	11.0	11.9
32	7.8	8.5	9.2	9.9	10.7	11.4	12.3
33	8.2	9.0	9.6	10.4	11.1	11.9	12.8
34	8.7	9.4	10.1	10.8	11.6	12.4	13.2
35	9.2	9.9	10.6	11.3	12.1	12.8	13.7
36	9.7	10.4	11.1	11.8	12.6	13.3	14.2
37	10.2	10.9	11.6	12.3	13.1	13.8	14.6
38	10.7	11.4	12.1	12.8	13.5	14.2	15.1
39	11.1	11.8	12.4	13.1	13.9	14.6	15.4
40	11.4	12.1	12.7	13.4	14.1	14.8	15.6
41	11.7	12.3	12.9	13.6	14.3	15.0	15.8
42	11.9	12.5	13.1	13.8	14.5	15.2	15.9

表4-6　中国出生胎龄24～42周男性新生儿体质指数的标准差单位数值

胎龄/周	体质指数/（kg·m⁻²）				
	$-2SDs$	$-1SDs$	Median	$+1SDs$	$+2SDs$
25	5.2	6.4	7.4	8.5	9.9
26	5.5	6.7	7.7	8.8	10.2
27	5.8	7.0	8.0	9.1	10.6
28	6.1	7.3	8.3	9.5	10.9
29	6.4	7.6	8.7	9.8	11.3
30	6.8	8.0	9.1	10.2	11.7
31	7.2	8.4	9.5	10.6	12.1
32	7.6	8.8	9.9	11.1	12.5
33	8.1	9.3	10.4	11.5	13.0
34	8.6	9.8	10.8	12.0	13.4
35	9.1	10.3	11.3	12.5	13.9
36	9.6	10.8	11.8	13.0	14.4
37	10.1	11.2	12.3	13.4	14.8
38	10.6	11.7	12.8	13.9	15.2
39	11.0	12.1	13.1	14.2	15.6
40	11.3	12.4	13.4	14.5	15.8
41	11.5	12.6	13.6	14.7	16.0
42	11.8	12.8	13.8	14.9	16.1

表4-7 中国出生胎龄24～42周女性新生儿体质指数的百分位数值

胎龄/周	体质指数/（kg·m⁻²）						
	P_3	P_{10}	P_{25}	P_{50}	P_{75}	P_{90}	P_{97}
25	5.2	5.8	6.4	7.1	7.8	8.5	9.4
26	5.5	6.1	6.7	7.4	8.1	8.9	9.8
27	5.8	6.4	7.0	7.7	8.5	9.2	10.1
28	6.1	6.7	7.4	8.1	8.8	9.6	10.5
29	6.4	7.1	7.7	8.4	9.2	9.9	10.9
30	6.7	7.4	8.1	8.8	9.6	10.3	11.3
31	7.1	7.8	8.5	9.2	10.0	10.8	11.7
32	7.6	8.3	8.9	9.7	10.4	11.2	12.1
33	8.0	8.7	9.4	10.1	10.9	11.7	12.6
34	8.5	9.2	9.9	10.6	11.4	12.2	13.1
35	9.0	9.7	10.4	11.1	11.9	12.7	13.6
36	9.5	10.2	10.9	11.6	12.4	13.1	14.0
37	10.0	10.7	11.4	12.1	12.9	13.6	14.4
38	10.5	11.2	11.8	12.6	13.3	14.1	14.9
39	10.9	11.6	12.2	12.9	13.7	14.4	15.2
40	11.3	11.9	12.5	13.2	14.0	14.7	15.4
41	11.5	12.1	12.8	13.5	14.2	14.9	15.6
42	11.8	12.4	13.0	13.7	14.4	15.0	15.8

表4-8　中国出生胎龄24～42周女性新生儿体质指数的标准差单位数值

胎龄/周	体质指数/（kg·m⁻²）				
	$-2SDs$	$-1SDs$	Median	$+1SDs$	$+2SDs$
25	5.1	6.1	7.1	8.2	9.7
26	5.3	6.4	7.4	8.5	10.0
27	5.6	6.7	7.7	8.8	10.3
28	5.9	7.0	8.1	9.2	10.7
29	6.3	7.4	8.4	9.6	11.1
30	6.6	7.7	8.8	10.0	11.5
31	7.0	8.1	9.2	10.4	11.9
32	7.4	8.6	9.7	10.8	12.4
33	7.9	9.0	10.1	11.3	12.8
34	8.4	9.5	10.6	11.8	13.3
35	8.9	10.0	11.1	12.3	13.7
36	9.4	10.5	11.6	12.8	14.2
37	9.9	11.0	12.1	13.2	14.6
38	10.4	11.5	12.6	13.7	15.0
39	10.8	11.9	12.9	14.1	15.4
40	11.1	12.2	13.2	14.3	15.6
41	11.4	12.4	13.5	14.5	15.8
42	11.6	12.6	13.7	14.7	15.9

表4-9　中国出生胎龄24～42周男性新生儿重量指数的百分位数值

胎龄/周	重量指数/（kg·m^{-3}）						
	P_3	P_{10}	P_{25}	P_{50}	P_{75}	P_{90}	P_{97}
25	16.4	18.1	19.9	22.0	24.2	26.6	29.3
26	16.5	18.2	20.0	22.1	24.3	26.6	29.3
27	16.7	18.4	20.2	22.2	24.4	26.7	29.3
28	16.9	18.6	20.3	22.4	24.5	26.8	29.3
29	17.2	18.9	20.6	22.5	24.7	26.9	29.4
30	17.5	19.1	20.8	22.7	24.8	27.0	29.4
31	17.8	19.4	21.1	23.0	25.0	27.1	29.5
32	18.2	19.8	21.4	23.3	25.2	27.2	29.5
33	18.7	20.2	21.8	23.6	25.5	27.4	29.6
34	19.2	20.7	22.2	23.9	25.8	27.6	29.7
35	19.8	21.2	22.7	24.3	26.1	27.8	29.8
36	20.4	21.8	23.2	24.7	26.4	28.0	29.9
37	21.1	22.4	23.7	25.2	26.7	28.3	30.0
38	21.7	23.0	24.2	25.6	27.1	28.6	30.3
39	22.2	23.5	24.7	26.0	27.5	28.9	30.5
40	22.6	23.8	25.1	26.4	27.8	29.2	30.8
41	22.9	24.1	25.4	26.7	28.1	29.4	31.1
42	23.2	24.5	25.7	27.0	28.3	29.7	31.3

表4-10　中国出生胎龄24～42周男性新生儿重量指数的标准差单位数值

胎龄/周	重量指数/（kg·m⁻³）				
	$-2SDs$	$-1SDs$	Median	$+1SDs$	$+2SDs$
25	16.0	18.9	22.0	25.5	29.9
26	16.2	19.1	22.1	25.5	29.9
27	16.4	19.2	22.2	25.6	29.9
28	16.6	19.4	22.4	25.7	29.9
29	16.9	19.6	22.5	25.8	29.9
30	17.2	19.9	22.7	26.0	30.0
31	17.5	20.2	23.0	26.1	30.0
32	17.9	20.6	23.3	26.3	30.1
33	18.4	21.0	23.6	26.5	30.1
34	18.9	21.4	23.9	26.7	30.2
35	19.5	21.9	24.3	27.0	30.2
36	20.1	22.5	24.7	27.2	30.3
37	20.8	23.0	25.2	27.5	30.4
38	21.4	23.6	25.6	27.9	30.6
39	21.9	24.0	26.0	28.2	30.9
40	22.3	24.4	26.4	28.5	31.2
41	22.6	24.7	26.7	28.8	31.4
42	22.9	25.0	27.0	29.0	31.7

表4-11　中国出生胎龄24～42周女性新生儿重量指数的百分位数值

胎龄/周	重量指数/（kg·m⁻³）						
	P_3	P_{10}	P_{25}	P_{50}	P_{75}	P_{90}	P_{97}
25	15.8	17.5	19.3	21.4	23.7	25.9	28.4
26	16.1	17.8	19.5	21.6	23.8	26.0	28.5
27	16.3	18.0	19.7	21.8	24.0	26.2	28.6
28	16.6	18.2	20.0	22.0	24.2	26.4	28.8
29	16.9	18.5	20.2	22.2	24.4	26.5	28.9
30	17.2	18.8	20.5	22.5	24.6	26.7	29.1
31	17.6	19.2	20.8	22.8	24.9	26.9	29.3
32	18.0	19.6	21.2	23.1	25.1	27.2	29.5
33	18.5	20.0	21.6	23.5	25.4	27.4	29.6
34	19.0	20.5	22.1	23.8	25.7	27.6	29.8
35	19.6	21.1	22.5	24.2	26.0	27.9	29.9
36	20.3	21.7	23.1	24.7	26.4	28.1	30.0
37	20.9	22.3	23.6	25.1	26.7	28.3	30.2
38	21.6	22.9	24.1	25.6	27.1	28.6	30.3
39	22.1	23.4	24.6	26.0	27.5	28.9	30.6
40	22.5	23.7	24.9	26.3	27.7	29.2	30.8
41	22.8	24.0	25.2	26.6	28.0	29.5	31.1
42	23.1	24.3	25.5	26.8	28.3	29.7	31.4

表4-12 中国出生胎龄24～42周女性新生儿重量指数的标准差单位数值

胎龄/周	重量指数/（kg·m⁻³）				
	$-2SDs$	$-1SDs$	Median	$+1SDs$	$+2SDs$
25	15.5	18.4	21.4	24.8	28.9
26	15.7	18.6	21.6	25.0	29.0
27	16.0	18.8	21.8	25.1	29.2
28	16.2	19.0	22.0	25.3	29.3
29	16.5	19.3	22.2	25.5	29.5
30	16.9	19.6	22.5	25.7	29.6
31	17.3	20.0	22.8	26.0	29.8
32	17.7	20.3	23.1	26.2	29.9
33	18.2	20.8	23.5	26.5	30.1
34	18.7	21.2	23.8	26.7	30.2
35	19.3	21.8	24.2	27.0	30.3
36	20.0	22.3	24.7	27.3	30.4
37	20.7	22.9	25.1	27.6	30.6
38	21.3	23.5	25.6	27.9	30.7
39	21.9	23.9	26.0	28.2	30.9
40	22.3	24.3	26.3	28.5	31.2
41	22.6	24.6	26.6	28.8	31.5
42	22.9	24.9	26.8	29.0	31.7

表4-13 中国出生胎龄24 ～ 42周男性新生儿体重头围比的百分位数值

胎龄/周	体重头围比/（kg·m⁻¹）						
	P_3	P_{10}	P_{25}	P_{50}	P_{75}	P_{90}	P_{97}
25	2.5	2.9	3.2	3.6	3.9	4.2	4.5
26	2.6	3.1	3.5	3.8	4.2	4.5	4.8
27	2.9	3.3	3.7	4.1	4.5	4.8	5.2
28	3.1	3.6	4.0	4.4	4.8	5.2	5.6
29	3.4	3.9	4.3	4.8	5.2	5.6	6.0
30	3.7	4.2	4.7	5.2	5.6	6.0	6.5
31	4.0	4.6	5.1	5.6	6.1	6.5	7.0
32	4.4	5.0	5.5	6.1	6.6	7.1	7.6
33	4.9	5.5	6.0	6.6	7.1	7.7	8.2
34	5.4	6.0	6.6	7.1	7.7	8.3	8.9
35	5.9	6.5	7.1	7.7	8.3	8.9	9.5
36	6.5	7.1	7.7	8.3	8.9	9.5	10.2
37	7.1	7.7	8.3	8.9	9.5	10.1	10.8
38	7.7	8.2	8.8	9.4	10.0	10.6	11.3
39	8.1	8.7	9.2	9.8	10.4	11.0	11.7
40	8.4	9.0	9.5	10.1	10.7	11.3	12.0
41	8.7	9.2	9.7	10.3	11.0	11.6	12.2
42	8.9	9.4	10.0	10.6	11.2	11.8	12.5

表4-14 中国出生胎龄24～42周男性新生儿体重头围比的标准差单位数值

胎龄/周	体重头围比/（kg·m^{-1}）				
	−2SDs	−1SDs	Median	＋1SDs	＋2SDs
25	2.4	3.1	3.6	4.0	4.6
26	2.5	3.3	3.8	4.3	4.9
27	2.8	3.5	4.1	4.6	5.2
28	3.0	3.8	4.4	5.0	5.6
29	3.3	4.1	4.8	5.4	6.1
30	3.6	4.5	5.2	5.8	6.6
31	3.9	4.8	5.6	6.3	7.1
32	4.3	5.3	6.1	6.8	7.7
33	4.7	5.7	6.6	7.4	8.3
34	5.2	6.3	7.1	8.0	9.0
35	5.8	6.8	7.7	8.6	9.6
36	6.3	7.4	8.3	9.2	10.3
37	7.0	8.0	8.9	9.8	10.9
38	7.5	8.5	9.4	10.4	11.4
39	8.0	8.9	9.8	10.8	11.8
40	8.3	9.2	10.1	11.0	12.1
41	8.6	9.5	10.3	11.3	12.3
42	8.8	9.7	10.6	11.5	12.6

表4-15　中国出生胎龄24～42周女性新生儿体重头围比的百分位数值

胎龄/周	体重头围比/（kg·m⁻¹）						
	P_3	P_{10}	P_{25}	P_{50}	P_{75}	P_{90}	P_{97}
25	2.3	2.7	2.9	3.3	3.6	3.8	4.1
26	2.5	2.9	3.2	3.5	3.8	4.2	4.5
27	2.7	3.1	3.5	3.8	4.2	4.5	4.9
28	3.0	3.4	3.8	4.2	4.5	4.9	5.3
29	3.2	3.7	4.1	4.5	4.9	5.3	5.8
30	3.5	4.0	4.4	4.9	5.4	5.8	6.3
31	3.8	4.4	4.8	5.3	5.8	6.3	6.8
32	4.2	4.8	5.3	5.8	6.3	6.9	7.4
33	4.6	5.2	5.7	6.3	6.9	7.4	8.0
34	5.1	5.7	6.2	6.8	7.4	8.0	8.6
35	5.6	6.2	6.8	7.4	8.0	8.6	9.3
36	6.2	6.8	7.4	8.0	8.6	9.2	9.9
37	6.8	7.4	8.0	8.6	9.2	9.8	10.5
38	7.4	8.0	8.5	9.1	9.8	10.3	11.0
39	7.8	8.4	9.0	9.6	10.2	10.7	11.4
40	8.2	8.7	9.3	9.9	10.5	11.1	11.7
41	8.4	9.0	9.5	10.1	10.7	11.3	11.9
42	8.6	9.2	9.7	10.4	11.0	11.6	12.2

表4-16　中国出生胎龄24～42周女性新生儿体重头围比的标准差单位数值

胎龄/周	体重头围比/（kg·m⁻¹）				
	−2SDs	−1SDs	Median	+1SDs	+2SDs
25	2.3	2.8	3.3	3.7	4.2
26	2.4	3.0	3.5	4.0	4.6
27	2.7	3.3	3.8	4.4	5.0
28	2.9	3.6	4.2	4.7	5.4
29	3.1	3.9	4.5	5.2	5.9
30	3.4	4.2	4.9	5.6	6.4
31	3.7	4.6	5.3	6.1	6.9
32	4.1	5.0	5.8	6.6	7.5
33	4.5	5.4	6.3	7.2	8.1
34	5.0	5.9	6.8	7.7	8.7
35	5.5	6.5	7.4	8.4	9.4
36	6.1	7.1	8.0	9.0	10.0
37	6.7	7.7	8.6	9.6	10.6
38	7.3	8.2	9.1	10.1	11.1
39	7.7	8.7	9.6	10.5	11.5
40	8.1	9.0	9.9	10.8	11.8
41	8.3	9.2	10.1	11.0	12.0
42	8.5	9.5	10.4	11.3	12.3

表4-17　中国出生胎龄24～42周男性新生儿身长头围比的百分位数值

胎龄/周	身长头围比						
	P_3	P_{10}	P_{25}	P_{50}	P_{75}	P_{90}	P_{97}
25	1.2	1.3	1.3	1.4	1.5	1.5	1.6
26	1.2	1.3	1.3	1.4	1.5	1.5	1.6
27	1.2	1.3	1.3	1.4	1.5	1.5	1.6
28	1.2	1.3	1.4	1.4	1.5	1.5	1.6
29	1.2	1.3	1.4	1.4	1.5	1.5	1.6
30	1.2	1.3	1.4	1.4	1.5	1.5	1.6
31	1.3	1.3	1.4	1.4	1.5	1.5	1.6
32	1.3	1.3	1.4	1.4	1.5	1.5	1.6
33	1.3	1.3	1.4	1.4	1.5	1.6	1.6
34	1.3	1.3	1.4	1.4	1.5	1.6	1.6
35	1.3	1.4	1.4	1.5	1.5	1.6	1.6
36	1.3	1.4	1.4	1.5	1.5	1.6	1.6
37	1.4	1.4	1.4	1.5	1.5	1.6	1.6
38	1.4	1.4	1.4	1.5	1.5	1.6	1.6
39	1.4	1.4	1.4	1.5	1.5	1.6	1.6
40	1.4	1.4	1.5	1.5	1.5	1.6	1.6
41	1.4	1.4	1.5	1.5	1.5	1.6	1.6
42	1.4	1.4	1.5	1.5	1.5	1.6	1.6

表4-18 中国出生胎龄24～42周男性新生儿身长头围比的标准差单位数值

胎龄/周	身长头围比				
	−2SDs	−1SDs	Median	＋1SDs	＋2SDs
25	1.2	1.3	1.4	1.5	1.6
26	1.2	1.3	1.4	1.5	1.6
27	1.2	1.3	1.4	1.5	1.6
28	1.2	1.3	1.4	1.5	1.6
29	1.2	1.3	1.4	1.5	1.6
30	1.2	1.3	1.4	1.5	1.6
31	1.2	1.3	1.4	1.5	1.6
32	1.3	1.3	1.4	1.5	1.6
33	1.3	1.4	1.4	1.5	1.6
34	1.3	1.4	1.4	1.5	1.6
35	1.3	1.4	1.5	1.5	1.6
36	1.3	1.4	1.5	1.5	1.6
37	1.3	1.4	1.5	1.5	1.6
38	1.4	1.4	1.5	1.5	1.6
39	1.4	1.4	1.5	1.5	1.6
40	1.4	1.4	1.5	1.5	1.6
41	1.4	1.4	1.5	1.5	1.6
42	1.4	1.4	1.5	1.5	1.6

表4-19　中国出生胎龄24～42周女性新生儿身长头围比的百分位数值

胎龄/周	身长头围比						
	P_3	P_{10}	P_{25}	P_{50}	P_{75}	P_{90}	P_{97}
25	1.2	1.3	1.3	1.4	1.5	1.5	1.6
26	1.2	1.3	1.3	1.4	1.5	1.5	1.6
27	1.2	1.3	1.3	1.4	1.5	1.5	1.6
28	1.2	1.3	1.4	1.4	1.5	1.5	1.6
29	1.2	1.3	1.4	1.4	1.5	1.5	1.6
30	1.2	1.3	1.4	1.4	1.5	1.5	1.6
31	1.3	1.3	1.4	1.4	1.5	1.5	1.6
32	1.3	1.3	1.4	1.4	1.5	1.6	1.6
33	1.3	1.3	1.4	1.4	1.5	1.6	1.6
34	1.3	1.3	1.4	1.4	1.5	1.6	1.6
35	1.3	1.4	1.4	1.5	1.5	1.6	1.6
36	1.3	1.4	1.4	1.5	1.5	1.6	1.6
37	1.3	1.4	1.4	1.5	1.5	1.6	1.6
38	1.4	1.4	1.4	1.5	1.5	1.6	1.6
39	1.4	1.4	1.4	1.5	1.5	1.6	1.6
40	1.4	1.4	1.5	1.5	1.5	1.6	1.6
41	1.4	1.4	1.5	1.5	1.5	1.6	1.6
42	1.4	1.4	1.4	1.5	1.5	1.6	1.6

表4-20　中国出生胎龄24～42周女性新生儿身长头围比的标准差单位数值

胎龄/周	身长头围比				
	−2SDs	−1SDs	Median	+1SDs	+2SDs
25	1.2	1.3	1.4	1.5	1.6
26	1.2	1.3	1.4	1.5	1.6
27	1.2	1.3	1.4	1.5	1.6
28	1.2	1.3	1.4	1.5	1.6
29	1.2	1.3	1.4	1.5	1.6
30	1.2	1.3	1.4	1.5	1.6
31	1.2	1.3	1.4	1.5	1.6
32	1.3	1.3	1.4	1.5	1.6
33	1.3	1.4	1.4	1.5	1.6
34	1.3	1.4	1.4	1.5	1.6
35	1.3	1.4	1.5	1.5	1.6
36	1.3	1.4	1.5	1.5	1.6
37	1.3	1.4	1.5	1.5	1.6
38	1.4	1.4	1.5	1.5	1.6
39	1.4	1.4	1.5	1.5	1.6
40	1.4	1.4	1.5	1.5	1.6
41	1.4	1.4	1.5	1.5	1.6
42	1.4	1.4	1.5	1.5	1.6

表4-21　中国男性新生儿体重别身长的百分位数值

体重/g	身长/cm						
	P_3	P_{10}	P_{25}	P_{50}	P_{75}	P_{90}	P_{97}
750	29.4	30.5	31.7	33.0	34.5	35.9	37.3
800	29.9	31.0	32.2	33.6	35.0	36.4	37.8
850	30.4	31.6	32.8	34.1	35.6	37.0	38.3
900	30.9	32.1	33.3	34.7	36.1	37.5	38.9
950	31.4	32.6	33.8	35.2	36.7	38.0	39.4
1000	31.8	33.1	34.3	35.7	37.2	38.5	39.8
1050	32.3	33.6	34.8	36.2	37.7	39.0	40.3
1100	32.8	34.0	35.3	36.7	38.2	39.5	40.8
1150	33.2	34.5	35.8	37.2	38.7	40.0	41.3
1200	33.7	35.0	36.3	37.7	39.2	40.4	41.7
1250	34.1	35.4	36.7	38.2	39.6	40.9	42.2
1300	34.6	35.9	37.2	38.7	40.1	41.3	42.6
1350	35.0	36.3	37.7	39.1	40.5	41.8	43.0
1400	35.4	36.8	38.1	39.5	40.9	42.2	43.4
1450	35.9	37.2	38.5	40.0	41.4	42.6	43.8
1500	36.3	37.6	39.0	40.4	41.8	43.0	44.1
1550	36.7	38.1	39.4	40.8	42.2	43.4	44.5
1600	37.1	38.5	39.8	41.2	42.6	43.7	44.9
1650	37.6	38.9	40.2	41.6	42.9	44.1	45.2

体重/g	身长/cm						
	P_3	P_{10}	P_{25}	P_{50}	P_{75}	P_{90}	P_{97}
1700	38.0	39.3	40.6	42.0	43.3	44.4	45.5
1750	38.4	39.7	41.0	42.3	43.6	44.8	45.8
1800	38.8	40.1	41.4	42.7	44.0	45.1	46.1
1850	39.2	40.5	41.7	43.1	44.3	45.4	46.4
1900	39.6	40.9	42.1	43.4	44.6	45.7	46.7
1950	40.0	41.2	42.5	43.7	45.0	46.0	47.0
2000	40.3	41.6	42.8	44.1	45.3	46.3	47.2
2050	40.7	42.0	43.2	44.4	45.6	46.6	47.5
2100	41.1	42.3	43.5	44.7	45.9	46.8	47.8
2150	41.5	42.7	43.8	45.0	46.1	47.1	48.0
2200	41.8	43.0	44.1	45.3	46.4	47.4	48.2
2250	42.2	43.4	44.5	45.6	46.7	47.6	48.5
2300	42.5	43.7	44.8	45.9	47.0	47.9	48.7
2350	42.9	44.0	45.1	46.2	47.2	48.1	49.0
2400	43.2	44.3	45.4	46.5	47.5	48.4	49.2
2450	43.6	44.6	45.7	46.7	47.8	48.6	49.4
2500	43.9	45.0	46.0	47.0	48.0	48.8	49.6
2550	44.2	45.3	46.3	47.3	48.2	49.1	49.8
2600	44.6	45.6	46.5	47.5	48.5	49.3	50.0

续　表

体重/g	身长/cm						
	P_3	P_{10}	P_{25}	P_{50}	P_{75}	P_{90}	P_{97}
2650	44.9	45.9	46.8	47.8	48.7	49.5	50.3
2700	45.2	46.2	47.1	48.0	48.9	49.7	50.4
2750	45.5	46.5	47.3	48.3	49.1	49.9	50.6
2800	45.8	46.7	47.6	48.5	49.4	50.1	50.8
2850	46.1	47.0	47.8	48.7	49.6	50.3	51.0
2900	46.4	47.2	48.1	48.9	49.8	50.5	51.2
2950	46.6	47.5	48.3	49.1	50.0	50.7	51.3
3000	46.9	47.7	48.5	49.3	50.2	50.9	51.6
3050	47.1	47.9	48.7	49.5	50.3	51.0	51.7
3100	47.3	48.1	48.8	49.7	50.5	51.2	51.9
3150	47.5	48.3	49.0	49.9	50.7	51.4	52.1
3200	47.6	48.4	49.2	50.0	50.8	51.5	52.2
3250	47.8	48.6	49.3	50.2	50.9	51.7	52.3
3300	48.0	48.7	49.5	50.3	51.1	51.8	52.5
3350	48.2	48.9	49.6	50.4	51.2	52.0	52.7
3400	48.3	49.0	49.8	50.5	51.4	52.1	52.8
3450	48.5	49.2	49.9	50.7	51.5	52.2	53.0
3500	48.6	49.3	50.0	50.8	51.6	52.4	53.1
3550	48.8	49.4	50.1	50.9	51.7	52.5	53.3

体重/g	身长/cm						
	P_3	P_{10}	P_{25}	P_{50}	P_{75}	P_{90}	P_{97}
3600	48.9	49.6	50.3	51.1	51.9	52.6	53.4
3650	49.0	49.7	50.4	51.2	52.0	52.8	53.6
3700	49.2	49.8	50.5	51.3	52.1	52.9	53.7
3750	49.3	49.9	50.6	51.4	52.3	53.1	53.9
3800	49.4	50.1	50.8	51.6	52.4	53.2	54.0
3850	49.5	50.2	50.9	51.7	52.5	53.3	54.1
3900	49.6	50.3	51.0	51.8	52.7	53.5	54.3
3950	49.7	50.4	51.1	52.0	52.8	53.6	54.5
4000	49.8	50.5	51.2	52.1	52.9	53.7	54.6
4050	49.9	50.6	51.4	52.2	53.1	53.9	54.7
4100	50.0	50.7	51.5	52.3	53.2	54.0	54.8
4150	50.1	50.8	51.5	52.4	53.3	54.1	55.0
4200	50.2	50.9	51.7	52.5	53.4	54.3	55.1
4250	50.3	51.0	51.8	52.7	53.6	54.4	55.3
4300	50.4	51.1	51.9	52.8	53.7	54.5	55.4
4350	50.5	51.2	52.0	52.9	53.8	54.7	55.6
4400	50.5	51.3	52.1	53.0	54.0	54.8	55.7
4450	50.6	51.4	52.2	53.1	54.1	55.0	55.8
4500	50.7	51.5	52.3	53.3	54.2	55.1	56.0

表4-22 中国男性新生儿出生体重别身长的标准差单位数值

体重/g	身长/cm				
	−2SDs	−1SDs	Median	+1SDs	+2SDs
750	29.2	31.1	33.0	35.2	37.6
800	29.7	31.6	33.6	35.8	38.0
850	30.2	32.1	34.1	36.3	38.6
900	30.7	32.6	34.7	36.9	39.1
950	31.1	33.1	35.2	37.4	39.6
1000	31.6	33.6	35.7	37.9	40.1
1050	32.1	34.1	36.2	38.4	40.6
1100	32.5	34.6	36.7	38.9	41.1
1150	33.0	35.1	37.2	39.4	41.5
1200	33.4	35.6	37.7	39.9	42.0
1250	33.9	36.0	38.2	40.3	42.4
1300	34.3	36.5	38.7	40.8	42.8
1350	34.7	37.0	39.1	41.2	43.2
1400	35.2	37.4	39.5	41.6	43.6
1450	35.6	37.8	40.0	42.0	44.0
1500	36.0	38.3	40.4	42.4	44.4
1550	36.4	38.7	40.8	42.8	44.7
1600	36.9	39.1	41.2	43.2	45.1
1650	37.3	39.5	41.6	43.6	45.4

体重/g	身长/cm				
	−2SDs	−1SDs	Median	+1SDs	+2SDs
1700	37.7	39.9	42.0	43.9	45.7
1750	38.1	40.3	42.3	44.2	46.0
1800	38.5	40.7	42.7	44.6	46.3
1850	38.9	41.1	43.1	44.9	46.6
1900	39.3	41.5	43.4	45.2	46.9
1950	39.7	41.8	43.7	45.5	47.2
2000	40.1	42.2	44.1	45.8	47.4
2050	40.5	42.5	44.4	46.1	47.7
2100	40.8	42.9	44.7	46.4	47.9
2150	41.2	43.2	45.0	46.7	48.2
2200	41.6	43.5	45.3	46.9	48.4
2250	41.9	43.9	45.6	47.2	48.7
2300	42.3	44.2	45.9	47.5	48.9
2350	42.6	44.5	46.2	47.7	49.1
2400	43.0	44.8	46.5	48.0	49.3
2450	43.3	45.1	46.7	48.2	49.6
2500	43.7	45.4	47.0	48.5	49.8
2550	44.0	45.7	47.3	48.7	50.0
2600	44.4	46.0	47.5	48.9	50.2

续 表

体重/g	身长/cm				
	$-2SDs$	$-1SDs$	Median	$+1SDs$	$+2SDs$
2650	44.7	46.3	47.8	49.1	50.4
2700	45.0	46.6	48.0	49.3	50.6
2750	45.3	46.9	48.3	49.5	50.7
2800	45.6	47.1	48.5	49.8	50.9
2850	46.0	47.4	48.7	50.0	51.1
2900	46.2	47.6	48.9	50.2	51.3
2950	46.4	47.8	49.1	50.3	51.5
3000	46.7	48.0	49.3	50.5	51.7
3050	46.9	48.2	49.5	50.7	51.8
3100	47.1	48.4	49.7	50.9	52.0
3150	47.4	48.6	49.9	51.0	52.2
3200	47.5	48.8	50.0	51.2	52.3
3250	47.7	48.9	50.2	51.3	52.5
3300	47.8	49.1	50.3	51.5	52.7
3350	48.0	49.2	50.4	51.6	52.8
3400	48.2	49.4	50.5	51.7	53.0
3450	48.4	49.5	50.7	51.9	53.1
3500	48.5	49.6	50.8	52.0	53.3
3550	48.7	49.8	50.9	52.1	53.4

体重/g	身长/cm				
	−2SDs	−1SDs	Median	＋1SDs	＋2SDs
3600	48.8	49.9	51.1	52.3	53.6
3650	48.9	50.0	51.2	52.4	53.7
3700	49.1	50.2	51.3	52.5	53.9
3750	49.2	50.2	51.4	52.7	54.1
3800	49.3	50.4	51.6	52.8	54.2
3850	49.4	50.5	51.7	53.0	54.3
3900	49.5	50.6	51.8	53.1	54.5
3950	49.6	50.7	52.0	53.3	54.6
4000	49.7	50.8	52.1	53.4	54.7
4050	49.7	51.0	52.2	53.5	54.8
4100	49.9	51.1	52.3	53.6	55.0
4150	49.9	51.1	52.4	53.7	55.1
4200	50.1	51.3	52.5	53.9	55.3
4250	50.1	51.4	52.7	54.0	55.5
4300	50.2	51.5	52.8	54.1	55.6
4350	50.3	51.6	52.9	54.3	55.8
4400	50.4	51.7	53.0	54.4	55.9
4450	50.5	51.8	53.1	54.6	56.0
4500	50.5	51.9	53.3	54.7	56.2

表4-23 中国女性新生儿体重别身长的百分位数值

体重/g	身长/cm						
	P_3	P_{10}	P_{25}	P_{50}	P_{75}	P_{90}	P_{97}
750	29.4	30.5	31.8	33.3	34.9	36.5	38.1
800	29.9	31.1	32.3	33.8	35.4	36.9	38.5
850	30.4	31.6	32.9	34.4	35.9	37.4	39.0
900	30.9	32.1	33.4	34.9	36.4	37.9	39.4
950	31.4	32.6	33.9	35.4	37.0	38.4	39.9
1000	31.9	33.2	34.4	35.9	37.4	38.9	40.3
1050	32.4	33.7	34.9	36.4	37.9	39.4	40.8
1100	32.9	34.2	35.4	36.9	38.4	39.8	41.2
1150	33.4	34.6	35.9	37.4	38.9	40.2	41.6
1200	33.9	35.1	36.4	37.8	39.3	40.7	42.0
1250	34.3	35.6	36.9	38.3	39.8	41.1	42.4
1300	34.8	36.0	37.3	38.8	40.2	41.5	42.8
1350	35.2	36.5	37.8	39.2	40.6	41.9	43.1
1400	35.7	36.9	38.2	39.6	41.0	42.3	43.5
1450	36.1	37.4	38.6	40.0	41.4	42.6	43.8
1500	36.5	37.8	39.0	40.4	41.8	43.0	44.2
1550	36.9	38.2	39.4	40.8	42.2	43.3	44.5
1600	37.3	38.6	39.8	41.2	42.5	43.7	44.8
1650	37.7	39.0	40.2	41.6	42.9	44.0	45.1

体重/g	身长/cm						
	P_3	P_{10}	P_{25}	P_{50}	P_{75}	P_{90}	P_{97}
1700	38.1	39.4	40.6	41.9	43.2	44.3	45.4
1750	38.5	39.7	41.0	42.3	43.6	44.7	45.7
1800	38.8	40.1	41.3	42.6	43.9	45.0	46.0
1850	39.2	40.5	41.7	43.0	44.2	45.3	46.3
1900	39.6	40.8	42.0	43.3	44.5	45.6	46.5
1950	40.0	41.2	42.4	43.6	44.8	45.9	46.8
2000	40.3	41.6	42.7	44.0	45.1	46.1	47.1
2050	40.7	41.9	43.1	44.3	45.4	46.4	47.4
2100	41.1	42.3	43.4	44.6	45.7	46.7	47.6
2150	41.4	42.6	43.8	44.9	46.0	47.0	47.9
2200	41.8	43.0	44.1	45.2	46.3	47.2	48.1
2250	42.2	43.3	44.4	45.5	46.6	47.5	48.4
2300	42.5	43.7	44.7	45.8	46.9	47.8	48.6
2350	42.9	44.0	45.0	46.1	47.2	48.0	48.8
2400	43.2	44.3	45.4	46.4	47.4	48.3	49.0
2450	43.6	44.6	45.7	46.7	47.7	48.5	49.3
2500	43.9	45.0	46.0	47.0	47.9	48.7	49.5
2550	44.2	45.3	46.2	47.2	48.2	49.0	49.7
2600	44.6	45.6	46.5	47.5	48.4	49.2	49.9

续　表

体重/g	身长/cm						
	P_3	P_{10}	P_{25}	P_{50}	P_{75}	P_{90}	P_{97}
2650	44.9	45.9	46.8	47.7	48.6	49.4	50.1
2700	45.2	46.2	47.1	48.0	48.9	49.6	50.3
2750	45.5	46.4	47.3	48.2	49.1	49.8	50.4
2800	45.8	46.7	47.5	48.4	49.3	50.0	50.6
2850	46.0	46.9	47.8	48.7	49.5	50.2	50.8
2900	46.3	47.1	48.0	48.9	49.7	50.3	51.0
2950	46.5	47.4	48.2	49.0	49.8	50.5	51.2
3000	46.8	47.6	48.4	49.2	50.0	50.7	51.3
3050	47.0	47.8	48.6	49.4	50.2	50.9	51.5
3100	47.2	48.0	48.7	49.5	50.3	51.0	51.6
3150	47.4	48.1	48.9	49.7	50.5	51.2	51.8
3200	47.5	48.3	49.0	49.8	50.6	51.3	52.0
3250	47.7	48.4	49.2	50.0	50.8	51.5	52.1
3300	47.9	48.6	49.3	50.1	50.9	51.6	52.3
3350	48.0	48.7	49.5	50.3	51.1	51.7	52.4
3400	48.2	48.9	49.6	50.4	51.2	51.9	52.6
3450	48.3	49.0	49.7	50.5	51.3	52.0	52.7
3500	48.5	49.2	49.9	50.6	51.4	52.1	52.8
3550	48.6	49.3	50.0	50.8	51.6	52.3	53.0

体重/g	身长/cm						
	P_3	P_{10}	P_{25}	P_{50}	P_{75}	P_{90}	P_{97}
3600	48.7	49.4	50.1	50.9	51.7	52.4	53.1
3650	48.8	49.5	50.2	51.0	51.8	52.5	53.2
3700	49.0	49.6	50.3	51.1	51.9	52.6	53.4
3750	49.1	49.7	50.4	51.2	52.0	52.7	53.5
3800	49.2	49.9	50.6	51.3	52.1	52.9	53.6
3850	49.3	50.0	50.7	51.4	52.2	53.0	53.7
3900	49.4	50.1	50.8	51.6	52.4	53.1	53.8
3950	49.6	50.2	50.9	51.7	52.5	53.2	53.9
4000	49.7	50.4	51.0	51.8	52.6	53.3	54.1
4050	49.8	50.5	51.2	51.9	52.7	53.4	54.1
4100	49.9	50.6	51.3	52.0	52.8	53.6	54.3
4150	50.0	50.7	51.4	52.1	52.9	53.7	54.4
4200	50.1	50.8	51.5	52.3	53.1	53.8	54.5
4250	50.2	50.9	51.6	52.4	53.2	53.9	54.6
4300	50.3	51.0	51.7	52.5	53.3	54.0	54.7
4350	50.4	51.1	51.8	52.6	53.4	54.1	54.9
4400	50.6	51.3	52.0	52.8	53.6	54.3	55.0
4450	50.7	51.4	52.1	52.9	53.7	54.4	55.1
4500	50.8	51.5	52.2	53.0	53.8	54.5	55.2

表4-24　中国女性新生儿出生体重别身长的标准差单位数值

体重/g	身长/cm				
	−2SDs	−1SDs	Median	+1SDs	+2SDs
750	29.1	31.1	33.3	35.7	38.5
800	29.7	31.6	33.8	36.2	38.9
850	30.2	32.2	34.4	36.7	39.3
900	30.7	32.7	34.9	37.2	39.8
950	31.2	33.2	35.4	37.7	40.2
1000	31.7	33.7	35.9	38.2	40.6
1050	32.2	34.2	36.4	38.7	41.1
1100	32.7	34.7	36.9	39.2	41.5
1150	33.2	35.2	37.4	39.6	41.9
1200	33.6	35.7	37.8	40.0	42.3
1250	34.1	36.2	38.3	40.5	42.7
1300	34.5	36.6	38.8	40.9	43.0
1350	35.0	37.1	39.2	41.3	43.4
1400	35.4	37.5	39.6	41.7	43.7
1450	35.8	38.0	40.0	42.1	44.1
1500	36.2	38.4	40.4	42.4	44.4
1550	36.7	38.8	40.8	42.8	44.7
1600	37.0	39.2	41.2	43.2	45.0
1650	37.4	39.6	41.6	43.5	45.3

体重/g	身长/cm				
	$-2SDs$	$-1SDs$	Median	$+1SDs$	$+2SDs$
1700	37.8	39.9	41.9	43.8	45.6
1750	38.2	40.3	42.3	44.1	45.9
1800	38.6	40.7	42.6	44.5	46.2
1850	39.0	41.0	43.0	44.8	46.5
1900	39.3	41.4	43.3	45.1	46.7
1950	39.7	41.8	43.6	45.4	47.0
2000	40.1	42.1	44.0	45.7	47.3
2050	40.4	42.5	44.3	46.0	47.5
2100	40.8	42.8	44.6	46.3	47.8
2150	41.2	43.2	44.9	46.5	48.0
2200	41.6	43.5	45.2	46.8	48.3
2250	41.9	43.8	45.5	47.1	48.5
2300	42.3	44.2	45.8	47.4	48.7
2350	42.6	44.5	46.1	47.6	49.0
2400	43.0	44.8	46.4	47.9	49.2
2450	43.3	45.1	46.7	48.1	49.4
2500	43.7	45.4	47.0	48.4	49.6
2550	44.0	45.7	47.2	48.6	49.8
2600	44.4	46.0	47.5	48.8	50.0

续　表

体重/g	身长/cm				
	$-2SDs$	$-1SDs$	Median	$+1SDs$	$+2SDs$
2650	44.7	46.3	47.7	49.0	50.2
2700	45.0	46.6	48.0	49.2	50.4
2750	45.3	46.9	48.2	49.4	50.6
2800	45.6	47.1	48.4	49.7	50.8
2850	45.8	47.3	48.7	49.8	50.9
2900	46.1	47.5	48.9	50.0	51.1
2950	46.3	47.8	49.0	50.2	51.3
3000	46.6	48.0	49.2	50.4	51.4
3050	46.8	48.1	49.4	50.6	51.6
3100	47.0	48.3	49.5	50.7	51.8
3150	47.2	48.5	49.7	50.8	51.9
3200	47.4	48.6	49.8	51.0	52.1
3250	47.6	48.8	50.0	51.1	52.3
3300	47.7	48.9	50.1	51.3	52.4
3350	47.9	49.1	50.3	51.4	52.6
3400	48.0	49.2	50.4	51.5	52.7
3450	48.2	49.4	50.5	51.7	52.8
3500	48.3	49.5	50.6	51.8	52.9
3550	48.4	49.6	50.8	51.9	53.1

体重/g	身长/cm				
	$-2SDs$	$-1SDs$	Median	$+1SDs$	$+2SDs$
3600	48.6	49.7	50.9	52.0	53.2
3650	48.7	49.8	51.0	52.2	53.4
3700	48.8	50.0	51.1	52.3	53.5
3750	49.0	50.1	51.2	52.4	53.6
3800	49.1	50.2	51.3	52.5	53.8
3850	49.2	50.3	51.4	52.6	53.9
3900	49.3	50.4	51.6	52.8	54.0
3950	49.4	50.6	51.7	52.9	54.1
4000	49.6	50.7	51.8	53.0	54.2
4050	49.7	50.8	51.9	53.1	54.3
4100	49.8	50.9	52.0	53.2	54.4
4150	49.9	51.0	52.1	53.3	54.5
4200	50.0	51.1	52.3	53.4	54.6
4250	50.1	51.2	52.4	53.6	54.8
4300	50.2	51.4	52.5	53.7	54.9
4350	50.3	51.5	52.6	53.8	55.0
4400	50.4	51.6	52.8	53.9	55.1
4450	50.5	51.7	52.9	54.1	55.2
4500	50.6	51.8	53.0	54.2	55.4

表4-25　中国男性新生儿体重别头围的百分位数值

体重/g	头围/cm						
	P_3	P_{10}	P_{25}	P_{50}	P_{75}	P_{90}	P_{97}
750	20.2	21.5	22.6	23.6	24.7	25.7	26.9
800	20.7	22.0	23.0	24.1	25.1	26.1	27.3
850	21.1	22.4	23.4	24.5	25.5	26.5	27.7
900	21.5	22.8	23.8	24.8	25.8	26.8	28.0
950	21.8	23.2	24.2	25.2	26.2	27.2	28.3
1000	22.2	23.5	24.6	25.6	26.5	27.5	28.7
1050	22.6	23.9	24.9	25.9	26.9	27.8	29.0
1100	22.9	24.2	25.2	26.2	27.2	28.1	29.2
1150	23.2	24.5	25.5	26.5	27.5	28.4	29.5
1200	23.6	24.8	25.9	26.8	27.8	28.7	29.8
1250	23.9	25.1	26.1	27.1	28.1	29.0	30.0
1300	24.2	25.4	26.4	27.4	28.3	29.3	30.3
1350	24.5	25.7	26.7	27.7	28.6	29.5	30.5
1400	24.8	26.0	27.0	27.9	28.9	29.8	30.8
1450	25.0	26.3	27.2	28.2	29.1	30.0	31.0
1500	25.3	26.5	27.5	28.4	29.3	30.2	31.2
1550	25.6	26.8	27.7	28.7	29.6	30.4	31.4
1600	25.8	27.0	28.0	28.9	29.8	30.7	31.6
1650	26.1	27.2	28.2	29.1	30.0	30.9	31.8

体重/g	头围/cm						
	P_3	P_{10}	P_{25}	P_{50}	P_{75}	P_{90}	P_{97}
1700	26.3	27.5	28.4	29.3	30.2	31.1	32.0
1750	26.6	27.7	28.6	29.6	30.4	31.3	32.2
1800	26.8	27.9	28.9	29.8	30.6	31.5	32.4
1850	27.0	28.1	29.1	30.0	30.8	31.6	32.6
1900	27.3	28.3	29.3	30.2	31.0	31.8	32.7
1950	27.5	28.5	29.4	30.3	31.2	32.0	32.9
2000	27.7	28.7	29.6	30.5	31.4	32.2	33.0
2050	27.9	28.9	29.8	30.7	31.5	32.3	33.2
2100	28.1	29.1	30.0	30.9	31.7	32.5	33.3
2150	28.3	29.3	30.2	31.0	31.9	32.6	33.5
2200	28.5	29.5	30.3	31.2	32.0	32.8	33.6
2250	28.7	29.7	30.5	31.3	32.2	32.9	33.8
2300	28.8	29.8	30.7	31.5	32.3	33.1	33.9
2350	29.0	30.0	30.8	31.6	32.4	33.2	34.0
2400	29.2	30.1	31.0	31.8	32.6	33.3	34.1
2450	29.4	30.3	31.1	31.9	32.7	33.4	34.2
2500	29.5	30.4	31.2	32.0	32.8	33.6	34.4
2550	29.7	30.6	31.4	32.2	33.0	33.7	34.5
2600	29.8	30.7	31.5	32.3	33.1	33.8	34.6

续　表

体重/g	头围/cm						
	P_3	P_{10}	P_{25}	P_{50}	P_{75}	P_{90}	P_{97}
2650	30.0	30.9	31.6	32.4	33.2	33.9	34.7
2700	30.1	31.0	31.8	32.5	33.3	34.0	34.8
2750	30.3	31.1	31.9	32.7	33.4	34.1	34.9
2800	30.4	31.2	32.0	32.8	33.5	34.2	35.0
2850	30.5	31.4	32.1	32.9	33.6	34.3	35.1
2900	30.7	31.5	32.2	33.0	33.7	34.4	35.2
2950	30.8	31.6	32.3	33.1	33.9	34.5	35.3
3000	30.9	31.7	32.5	33.2	34.0	34.6	35.4
3050	31.0	31.8	32.6	33.3	34.1	34.7	35.5
3100	31.1	32.0	32.7	33.4	34.2	34.8	35.6
3150	31.3	32.1	32.8	33.5	34.3	34.9	35.7
3200	31.4	32.2	32.9	33.6	34.4	35.0	35.8
3250	31.5	32.3	33.0	33.7	34.5	35.1	35.9
3300	31.6	32.4	33.1	33.8	34.6	35.2	36.0
3350	31.7	32.5	33.2	33.9	34.7	35.3	36.0
3400	31.8	32.6	33.3	34.0	34.8	35.4	36.1
3450	31.9	32.7	33.4	34.2	34.9	35.5	36.2
3500	32.0	32.8	33.5	34.3	35.0	35.6	36.3
3550	32.2	32.9	33.6	34.3	35.1	35.7	36.4

体重/g	头围/cm						
	P_3	P_{10}	P_{25}	P_{50}	P_{75}	P_{90}	P_{97}
3600	32.3	33.0	33.7	34.4	35.2	35.8	36.5
3650	32.4	33.1	33.8	34.5	35.3	35.9	36.6
3700	32.5	33.2	33.9	34.6	35.3	36.0	36.7
3750	32.6	33.3	34.0	34.7	35.4	36.1	36.8
3800	32.7	33.4	34.1	34.8	35.5	36.2	36.9
3850	32.8	33.5	34.2	34.9	35.6	36.3	37.0
3900	32.9	33.6	34.3	35.0	35.7	36.4	37.1
3950	33.0	33.7	34.4	35.1	35.8	36.5	37.2
4000	33.1	33.8	34.5	35.2	35.9	36.6	37.3
4050	33.2	33.9	34.6	35.3	36.0	36.6	37.3
4100	33.2	34.0	34.7	35.4	36.1	36.7	37.4
4150	33.3	34.1	34.8	35.5	36.2	36.8	37.5
4200	33.4	34.2	34.9	35.6	36.3	36.9	37.6
4250	33.5	34.3	35.0	35.7	36.4	37.0	37.7
4300	33.6	34.4	35.0	35.7	36.4	37.1	37.8
4350	33.7	34.5	35.1	35.8	36.5	37.2	37.9
4400	33.8	34.5	35.2	35.9	36.6	37.3	38.0
4450	33.9	34.6	35.3	36.0	36.7	37.3	38.0
4500	34.0	34.7	35.4	36.1	36.8	37.4	38.1

表4-26 中国男性新生儿出生体重别头围的标准差单位数值

体重/g	头围/cm				
	−2SDs	−1SDs	Median	+1SDs	+2SDs
750	19.9	22.1	23.6	25.2	27.2
800	20.3	22.5	24.1	25.6	27.6
850	20.8	22.9	24.5	26.0	28.0
900	21.2	23.3	24.8	26.4	28.3
950	21.5	23.7	25.2	26.7	28.6
1000	21.9	24.0	25.6	27.0	28.9
1050	22.3	24.4	25.9	27.4	29.2
1100	22.6	24.7	26.2	27.7	29.5
1150	22.9	25.0	26.5	28.0	29.8
1200	23.3	25.3	26.8	28.3	30.0
1250	23.6	25.6	27.1	28.5	30.3
1300	23.9	25.9	27.4	28.8	30.5
1350	24.2	26.2	27.7	29.1	30.8
1400	24.5	26.5	27.9	29.3	31.0
1450	24.8	26.7	28.2	29.6	31.2
1500	25.0	27.0	28.4	29.8	31.4
1550	25.3	27.2	28.7	30.0	31.6
1600	25.6	27.5	28.9	30.3	31.8
1650	25.8	27.7	29.1	30.5	32.0

体重/g	头围/cm				
	$-2SDs$	$-1SDs$	Median	$+1SDs$	$+2SDs$
1700	26.1	27.9	29.3	30.7	32.2
1750	26.3	28.2	29.6	30.9	32.4
1800	26.5	28.4	29.8	31.1	32.6
1850	26.8	28.6	30.0	31.3	32.8
1900	27.0	28.8	30.2	31.4	32.9
1950	27.2	29.0	30.3	31.6	33.1
2000	27.4	29.2	30.5	31.8	33.2
2050	27.7	29.4	30.7	32.0	33.4
2100	27.9	29.5	30.9	32.1	33.5
2150	28.1	29.7	31.0	32.3	33.7
2200	28.3	29.9	31.2	32.4	33.8
2250	28.4	30.1	31.3	32.6	33.9
2300	28.6	30.2	31.5	32.7	34.1
2350	28.8	30.4	31.6	32.8	34.2
2400	29.0	30.5	31.8	33.0	34.3
2450	29.1	30.7	31.9	33.1	34.4
2500	29.3	30.8	32.0	33.2	34.5
2550	29.5	31.0	32.2	33.3	34.6
2600	29.6	31.1	32.3	33.5	34.7

续　表

体重/g	头围/cm				
	−2SDs	−1SDs	Median	+1SDs	+2SDs
2650	29.8	31.2	32.4	33.6	34.8
2700	29.9	31.4	32.5	33.7	34.9
2750	30.1	31.5	32.7	33.8	35.0
2800	30.2	31.6	32.8	33.9	35.1
2850	30.3	31.7	32.9	34.0	35.2
2900	30.5	31.8	33.0	34.1	35.3
2950	30.6	32.0	33.1	34.2	35.4
3000	30.7	32.1	33.2	34.3	35.5
3050	30.8	32.2	33.3	34.4	35.6
3100	31.0	32.3	33.4	34.5	35.7
3150	31.1	32.4	33.5	34.6	35.8
3200	31.2	32.5	33.6	34.7	35.9
3250	31.3	32.6	33.7	34.8	36.0
3300	31.4	32.7	33.8	34.9	36.1
3350	31.6	32.8	33.9	35.0	36.2
3400	31.7	33.0	34.0	35.1	36.3
3450	31.8	33.1	34.2	35.2	36.4
3500	31.9	33.2	34.3	35.3	36.5
3550	32.0	33.3	34.3	35.4	36.6

体重/g	头围/cm				
	−2SDs	−1SDs	Median	+1SDs	+2SDs
3600	32.1	33.4	34.4	35.5	36.7
3650	32.2	33.5	34.5	35.6	36.8
3700	32.3	33.6	34.6	35.7	36.9
3750	32.4	33.7	34.7	35.8	37.0
3800	32.5	33.8	34.8	35.9	37.0
3850	32.6	33.9	34.9	36.0	37.1
3900	32.7	33.9	35.0	36.1	37.2
3950	32.8	34.0	35.1	36.2	37.3
4000	32.9	34.1	35.2	36.3	37.4
4050	33.0	34.2	35.3	36.3	37.5
4100	33.1	34.3	35.4	36.4	37.6
4150	33.2	34.4	35.5	36.5	37.7
4200	33.3	34.5	35.6	36.6	37.8
4250	33.4	34.6	35.7	36.7	37.8
4300	33.5	34.7	35.7	36.8	37.9
4350	33.6	34.8	35.8	36.9	38.0
4400	33.6	34.9	35.9	37.0	38.1
4450	33.7	35.0	36.0	37.0	38.2
4500	33.8	35.0	36.1	37.1	38.3

表4-27 中国女性新生儿体重别头围的百分位数值

体重/g	头围/cm						
	P_3	P_{10}	P_{25}	P_{50}	P_{75}	P_{90}	P_{97}
750	20.3	21.5	22.6	23.5	24.5	25.8	27.6
800	20.7	22.0	23.0	24.0	25.0	26.2	27.9
850	21.1	22.4	23.4	24.4	25.4	26.6	28.2
900	21.5	22.8	23.8	24.8	25.8	27.0	28.5
950	21.9	23.1	24.2	25.2	26.2	27.3	28.8
1000	22.3	23.5	24.6	25.5	26.5	27.7	29.1
1050	22.6	23.8	24.9	25.9	26.9	28.0	29.3
1100	22.9	24.2	25.2	26.2	27.2	28.3	29.6
1150	23.3	24.5	25.5	26.5	27.5	28.6	29.8
1200	23.6	24.8	25.8	26.8	27.8	28.8	30.1
1250	23.9	25.1	26.1	27.1	28.1	29.1	30.3
1300	24.2	25.4	26.4	27.4	28.3	29.4	30.5
1350	24.5	25.7	26.7	27.6	28.6	29.6	30.7
1400	24.8	25.9	27.0	27.9	28.9	29.8	30.9
1450	25.1	26.2	27.2	28.2	29.1	30.1	31.1
1500	25.3	26.5	27.5	28.4	29.3	30.3	31.3
1550	25.6	26.7	27.7	28.6	29.6	30.5	31.5
1600	25.9	27.0	27.9	28.9	29.8	30.7	31.7
1650	26.1	27.2	28.2	29.1	30.0	30.9	31.9

体重/g	头围/cm						
	P_3	P_{10}	P_{25}	P_{50}	P_{75}	P_{90}	P_{97}
1700	26.4	27.4	28.4	29.3	30.2	31.1	32.0
1750	26.6	27.7	28.6	29.5	30.4	31.3	32.2
1800	26.8	27.9	28.8	29.7	30.6	31.5	32.4
1850	27.1	28.1	29.0	29.9	30.8	31.6	32.5
1900	27.3	28.3	29.2	30.1	31.0	31.8	32.7
1950	27.5	28.5	29.4	30.3	31.1	32.0	32.8
2000	27.7	28.7	29.6	30.5	31.3	32.1	33.0
2050	27.9	28.9	29.8	30.6	31.5	32.3	33.1
2100	28.1	29.1	30.0	30.8	31.6	32.4	33.3
2150	28.3	29.3	30.1	31.0	31.8	32.6	33.4
2200	28.5	29.4	30.3	31.1	31.9	32.7	33.5
2250	28.7	29.6	30.5	31.3	32.1	32.9	33.7
2300	28.9	29.8	30.6	31.4	32.2	33.0	33.8
2350	29.1	29.9	30.8	31.6	32.4	33.1	33.9
2400	29.2	30.1	30.9	31.7	32.5	33.2	34.0
2450	29.4	30.3	31.1	31.8	32.6	33.4	34.1
2500	29.5	30.4	31.2	32.0	32.7	33.5	34.2
2550	29.7	30.6	31.3	32.1	32.9	33.6	34.4
2600	29.8	30.7	31.5	32.2	33.0	33.7	34.5

续　表

体重/g	头围/cm						
	P_3	P_{10}	P_{25}	P_{50}	P_{75}	P_{90}	P_{97}
2650	30.0	30.8	31.6	32.4	33.1	33.8	34.6
2700	30.1	31.0	31.7	32.5	33.2	33.9	34.7
2750	30.3	31.1	31.8	32.6	33.3	34.0	34.8
2800	30.4	31.2	32.0	32.7	33.4	34.1	34.9
2850	30.5	31.3	32.1	32.8	33.5	34.2	35.0
2900	30.6	31.5	32.2	32.9	33.6	34.3	35.1
2950	30.8	31.6	32.3	33.0	33.7	34.4	35.2
3000	30.9	31.7	32.4	33.1	33.8	34.5	35.3
3050	31.0	31.8	32.5	33.2	33.9	34.6	35.3
3100	31.1	31.9	32.6	33.3	34.0	34.7	35.4
3150	31.2	32.0	32.7	33.4	34.1	34.8	35.5
3200	31.4	32.1	32.8	33.5	34.2	34.9	35.6
3250	31.5	32.2	32.9	33.6	34.3	35.0	35.7
3300	31.6	32.3	33.0	33.7	34.4	35.1	35.8
3350	31.7	32.4	33.2	33.8	34.5	35.2	35.9
3400	31.8	32.6	33.3	33.9	34.6	35.3	36.0
3450	31.9	32.7	33.4	34.0	34.7	35.4	36.1
3500	32.0	32.8	33.5	34.1	34.8	35.5	36.2
3550	32.1	32.9	33.6	34.2	34.9	35.6	36.3

体重/g	头围/cm						
	P_3	P_{10}	P_{25}	P_{50}	P_{75}	P_{90}	P_{97}
3600	32.2	33.0	33.6	34.3	35.0	35.7	36.4
3650	32.3	33.1	33.7	34.4	35.1	35.8	36.5
3700	32.4	33.2	33.8	34.5	35.2	35.9	36.6
3750	32.5	33.3	33.9	34.6	35.3	35.9	36.6
3800	32.6	33.4	34.0	34.7	35.4	36.0	36.7
3850	32.7	33.5	34.1	34.8	35.5	36.1	36.8
3900	32.8	33.5	34.2	34.9	35.6	36.2	36.9
3950	32.9	33.6	34.3	35.0	35.6	36.3	37.0
4000	33.0	33.7	34.4	35.1	35.7	36.4	37.1
4050	33.1	33.8	34.5	35.2	35.8	36.5	37.2
4100	33.2	33.9	34.6	35.3	35.9	36.6	37.3
4150	33.3	34.0	34.7	35.3	36.0	36.6	37.3
4200	33.4	34.1	34.8	35.4	36.1	36.7	37.4
4250	33.5	34.2	34.9	35.5	36.2	36.8	37.5
4300	33.6	34.3	34.9	35.6	36.3	36.9	37.6
4350	33.7	34.4	35.0	35.7	36.3	37.0	37.7
4400	33.8	34.5	35.1	35.8	36.4	37.1	37.8
4450	33.8	34.6	35.2	35.9	36.5	37.1	37.8
4500	33.9	34.6	35.3	35.9	36.6	37.2	37.9

表4-28 中国女性新生儿出生体重别头围的标准差单位数值

体重/g	头围/cm				
	−2SDs	−1SDs	Median	+1SDs	+2SDs
750	20.0	22.1	23.5	25.2	28.0
800	20.4	22.5	24.0	25.6	28.3
850	20.9	22.9	24.4	26.0	28.6
900	21.2	23.3	24.8	26.4	28.9
950	21.6	23.7	25.2	26.8	29.1
1000	22.0	24.0	25.5	27.1	29.4
1050	22.3	24.4	25.9	27.4	29.6
1100	22.7	24.7	26.2	27.7	29.9
1150	23.0	25.0	26.5	28.0	30.1
1200	23.3	25.3	26.8	28.3	30.3
1250	23.6	25.6	27.1	28.6	30.5
1300	24.0	25.9	27.4	28.9	30.8
1350	24.2	26.2	27.6	29.1	31.0
1400	24.5	26.4	27.9	29.4	31.2
1450	24.8	26.7	28.2	29.6	31.3
1500	25.1	26.9	28.4	29.8	31.5
1550	25.4	27.2	28.6	30.0	31.7
1600	25.6	27.4	28.9	30.3	31.9
1650	25.9	27.7	29.1	30.5	32.1

体重/g	头围/cm				
	−2SDs	−1SDs	Median	＋1SDs	＋2SDs
1700	26.1	27.9	29.3	30.7	32.2
1750	26.4	28.1	29.5	30.9	32.4
1800	26.6	28.3	29.7	31.0	32.6
1850	26.9	28.5	29.9	31.2	32.7
1900	27.1	28.7	30.1	31.4	32.9
1950	27.3	28.9	30.3	31.6	33.0
2000	27.5	29.1	30.5	31.7	33.2
2050	27.7	29.3	30.6	31.9	33.3
2100	27.9	29.5	30.8	32.1	33.4
2150	28.1	29.7	31.0	32.2	33.6
2200	28.3	29.9	31.1	32.3	33.7
2250	28.5	30.0	31.3	32.5	33.8
2300	28.7	30.2	31.4	32.6	33.9
2350	28.9	30.3	31.6	32.8	34.1
2400	29.0	30.5	31.7	32.9	34.2
2450	29.2	30.6	31.8	33.0	34.3
2500	29.4	30.8	32.0	33.1	34.4
2550	29.5	30.9	32.1	33.3	34.5
2600	29.7	31.1	32.2	33.4	34.6

续 表

体重/g	头围/cm				
	−2SDs	−1SDs	Median	+1SDs	+2SDs
2650	29.8	31.2	32.4	33.5	34.7
2700	30.0	31.3	32.5	33.6	34.8
2750	30.1	31.4	32.6	33.7	34.9
2800	30.2	31.6	32.7	33.8	35.0
2850	30.4	31.7	32.8	33.9	35.1
2900	30.5	31.8	32.9	34.0	35.2
2950	30.6	31.9	33.0	34.1	35.3
3000	30.7	32.0	33.1	34.2	35.4
3050	30.8	32.1	33.2	34.3	35.5
3100	31.0	32.3	33.3	34.4	35.6
3150	31.1	32.4	33.4	34.5	35.7
3200	31.2	32.5	33.5	34.6	35.8
3250	31.3	32.6	33.6	34.7	35.9
3300	31.4	32.7	33.7	34.8	36.0
3350	31.5	32.8	33.8	34.9	36.1
3400	31.6	32.9	33.9	35.0	36.1
3450	31.7	33.0	34.0	35.1	36.2
3500	31.8	33.1	34.1	35.2	36.3
3550	31.9	33.2	34.2	35.3	36.4

体重/g	头围/cm				
	-2SDs	-1SDs	Median	+1SDs	+2SDs
3600	32.1	33.3	34.3	35.4	36.5
3650	32.2	33.4	34.4	35.4	36.6
3700	32.3	33.5	34.5	35.5	36.7
3750	32.4	33.6	34.6	35.6	36.8
3800	32.5	33.7	34.7	35.7	36.9
3850	32.6	33.8	34.8	35.8	37.0
3900	32.7	33.9	34.9	35.9	37.1
3950	32.8	34.0	35.0	36.0	37.1
4000	32.9	34.1	35.1	36.1	37.2
4050	32.9	34.2	35.2	36.2	37.3
4100	33.0	34.2	35.3	36.3	37.4
4150	33.1	34.3	35.3	36.3	37.5
4200	33.2	34.4	35.4	36.4	37.6
4250	33.3	34.5	35.5	36.5	37.7
4300	33.4	34.6	35.6	36.6	37.7
4350	33.5	34.7	35.7	36.7	37.8
4400	33.6	34.8	35.8	36.8	37.9
4450	33.7	34.9	35.9	36.8	38.0
4500	33.8	35.0	35.9	36.9	38.1

中国不同胎龄新生儿生长标准与生长曲线

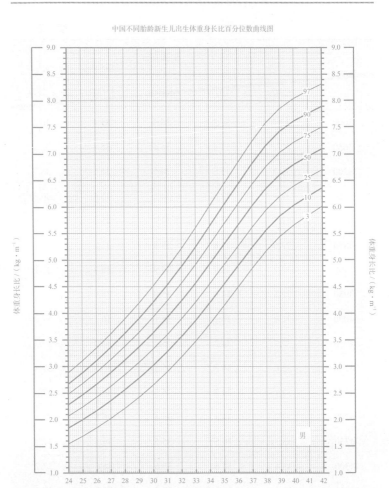

图4-1 中国出生胎龄24～42周男性新生儿体重身长比百分位数生长曲线
资料来源：宗心南，李辉，张亚钦，等.中国不同出生胎龄新生儿体重身长比、体质指数和重量指数的参照标准及生长曲线［J］.中华儿科杂志，2021，59（3）：181-188.（首都儿科研究所生长发育研究室制作）

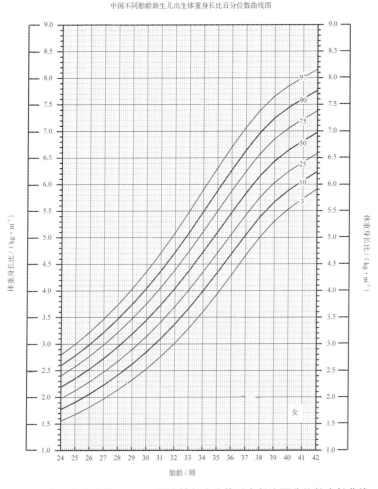

中国不同胎龄新生儿出生体重身长比百分位数曲线图

图4-2　中国出生胎龄24～42周女性新生儿体重身长比百分位数生长曲线

资料来源：宗心南，李辉，张亚钦，等.中国不同出生胎龄新生儿体重身长比、体质指数和重量指数的参照标准及生长曲线［J］.中华儿科杂志，2021，59（3）：181-188.（首都儿科研究所生长发育研究室制作）

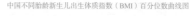

中国不同胎龄新生儿出生体质指数（BMI）百分位数曲线图

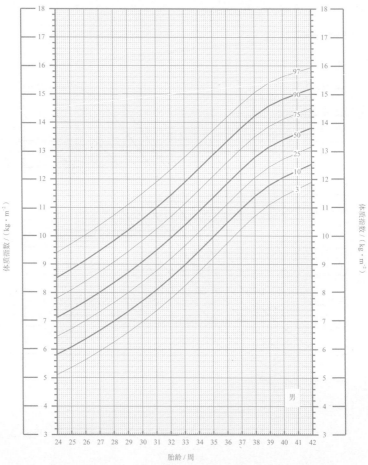

图4-3 中国出生胎龄24～42周男性新生儿体质指数百分位数生长曲线
资料来源：宗心南，李辉，张亚钦，等.中国不同出生胎龄新生儿体重身长比、
体质指数和重量指数的参照标准及生长曲线［J］.中华儿科杂志，2021，59（3）：
181-188.（首都儿科研究所生长发育研究室制作）

中国不同胎龄新生儿出生体质指数（BMI）百分位数曲线图

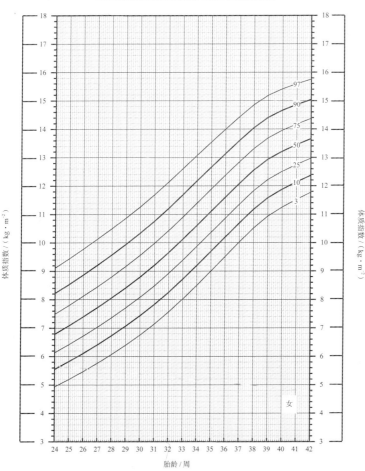

图4-4　中国出生胎龄24～42周女性新生儿体质指数百分位数生长曲线
资料来源：宗心南，李辉，张亚钦，等.中国不同出生胎龄新生儿体重身长比、体质指数和重量指数的参照标准及生长曲线［J］.中华儿科杂志，2021，59（3）：181-188.（首都儿科研究所生长发育研究室制作）

中国不同胎龄新生儿出生重量指数（PI）百分位数曲线图

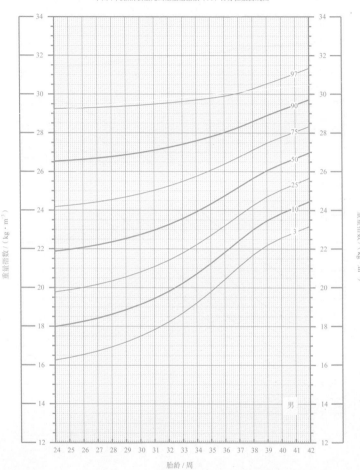

图4-5 中国出生胎龄24～42周男性新生儿重量指数百分位数生长曲线

资料来源：宗心南，李辉，张亚钦，等.中国不同出生胎龄新生儿体重身长比、体质指数和重量指数的参照标准及生长曲线［J］.中华儿科杂志，2021，59（3）：181-188.（首都儿科研究所生长发育研究室制作）

中国不同胎龄新生儿出生重量指数（PI）百分位数曲线图

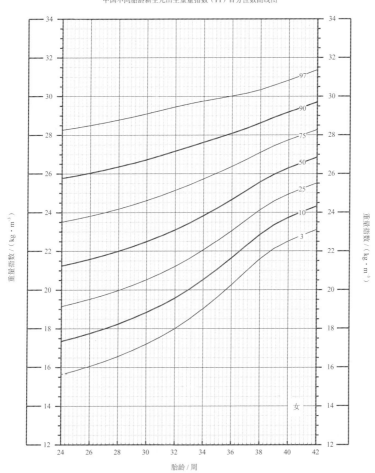

图4-6　中国出生胎龄24～42周女性新生儿重量指数百分位数生长曲线

资料来源：宗心南，李辉，张亚钦，等.中国不同出生胎龄新生儿体重身长比、体质指数和重量指数的参照标准及生长曲线［J］.中华儿科杂志，2021，59（3）：181-188.（首都儿科研究所生长发育研究室制作）

中国不同胎龄新生儿出生体重头围比百分位数曲线图

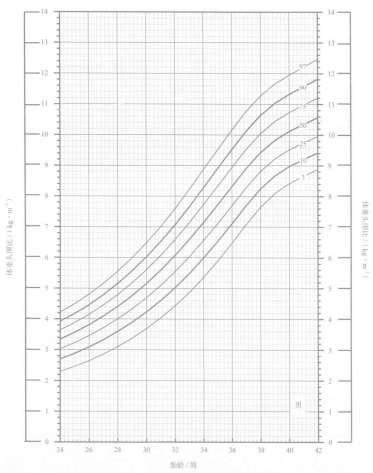

图4-7　中国出生胎龄24～42周男性新生儿体重头围比百分位数生长曲线
资料来源：宗心南，李辉，张亚钦，等.中国新生儿体重头围比和身长头围比的生长参照标准［J］.中国循证儿科杂志，2020，15（6）：401-405.（首都儿科研究所生长发育研究室制作）

中国不同胎龄新生儿出生体重头围比百分位数曲线图

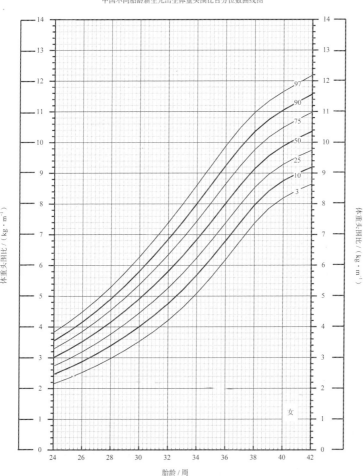

图4-8　中国出生胎龄24～42周女性新生儿体重头围比百分位数生长曲线
资料来源：宗心南，李辉，张亚钦，等.中国新生儿体重头围比和身长头围比的生长参照标准［J］.中国循证儿科杂志，2020，15（6）：401-405.（首都儿科研究所生长发育研究室制作）

中国不同胎龄新生儿生长标准与生长曲线

中国不同胎龄新生儿出生身长头围比百分位数曲线图

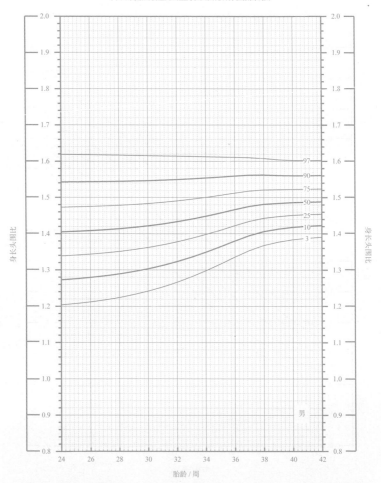

图4-9 中国出生胎龄24～42周男性新生儿身长头围比百分位数生长曲线
资料来源：宗心南，李辉，张亚钦，等.中国新生儿体重头围比和身长头围比的生长参照标准［J］.中国循证儿科杂志，2020，15（6）：401-405.（首都儿科研究所生长发育研究室制作）

中国不同胎龄新生儿出生身长头围比百分位数曲线图

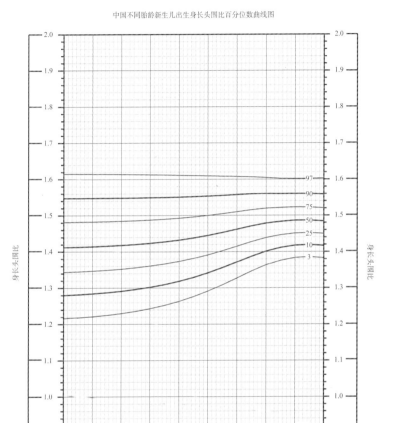

图4-10 中国出生胎龄24～42周女性新生儿身长头围比百分位数生长曲线
资料来源：宗心南，李辉，张亚钦，等.中国新生儿体重头围比和身长头围比的
生长参照标准［J］.中国循证儿科杂志，2020，15（6）：401-405.（首都儿科研
究所生长发育研究室制作）

中国不同胎龄新生儿体重别身长百分位数曲线图

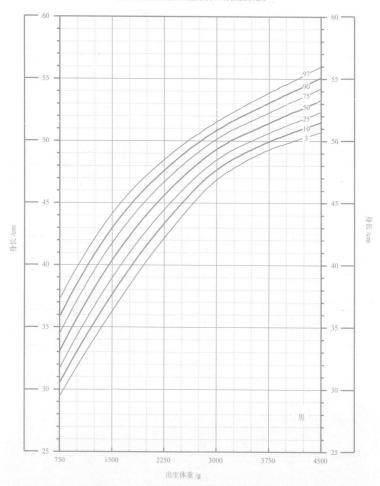

图4-11 中国出生胎龄24～42周男性新生儿体重别身长百分位数生长曲线
资料来源：宗心南，李辉，张亚钦，等.中国新生儿体重别身长和体重别头围参照标准及生长曲线［J］.中华儿科杂志，2023，61（5）：425-433.（首都儿科研究所生长发育研究室制作）

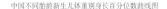

中国不同胎龄新生儿体重别身长百分位数曲线图

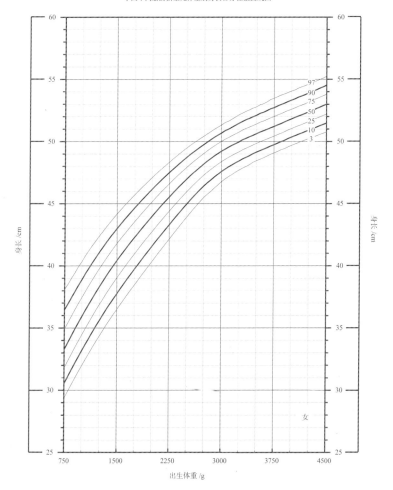

图4-12　中国出生胎龄24～42周女性新生儿体重别身长百分位数生长曲线
资料来源：宗心南，李辉，张亚钦，等.中国新生儿体重别身长和体重别头围参照标准及生长曲线［J］.中华儿科杂志，2023，61（5）：425-433.（首都儿科研究所生长发育研究室制作）

中国不同胎龄新生儿体重别头围百分位数曲线图

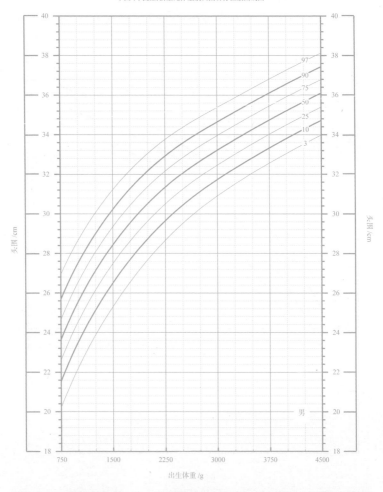

图4-13 中国出生胎龄24～42周男性新生儿体重别头围百分位数生长曲线
资料来源：宗心南，李辉，张亚钦，等.中国新生儿体重别身长和体重别头围参照标准及生长曲线〔J〕.中华儿科杂志，2023，61（5）：425-433.（首都儿科研究所生长发育研究室制作）

中国不同胎龄新生儿体重别头围百分位数曲线图

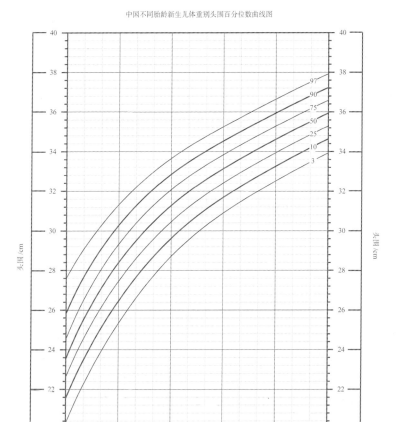

图4-14　中国出生胎龄24～42周女性新生儿体重别头围百分位数生长曲线
资料来源：宗心南，李辉，张亚钦，等.中国新生儿体重别身长和体重别头围参照标准及生长曲线［J］.中华儿科杂志，2023，61（5）：425-433.（首都儿科研究所生长发育研究室制作）

第五章

正确认识和合理使用新生儿生长标准

正确认识"标准"的含义有利于实际工作中正确选择和合理使用"标准"。区别"标准"和"参照值"关系到生长曲线的构建和应用。严格地说,"标准"是规定性的,回答的是新生儿应该达到的预期目标,而"参照值"是描述性的,反映的是某个特定时点参照人群的生长与营养水平,但实际工作中通常将"参照值"当作"标准"来使用。对于"新生儿标准或参照值"文献中有更确切的描述,"新生儿标准"描绘的是一个人群在理想的环境和健康条件下如何生长,是基于低风险孕产期母亲产下的活产婴儿制定的;而"新生儿参照值"的参照人群则是同时包含了低风险和高风险孕产期母亲产下的活产婴儿,具体指一个特定地区和特定时点人群的生长状况。由于受到客观条件的限制,迄今为止,没有任何一个生长标准实际上能满足理想标准的所有条件而达到完美,都需要在实际应用中不断验证、修订和完善。

一、正确认识中国新生儿生长标准

选择营养良好人群是制定生长标准的最基本要求,是保证制定出的标准有较高筛查和诊断效能的前提。纳入健康的、生长潜力得到充分发挥的个体是标准区别于参照值的重要标志。此外，参照人群还应满足以下条件：数据测量准确以保证较高的信度和效度，样本量足够大以保证边际百分位的准确，抽样方法合理以保证较高的内部真实性和外推的合理性。中国新生儿生长标准的参照人群来源于在第五次"中国九市七岁以下儿童体格发育调查"框架下开展的中国不同胎龄新生儿体格发育国家专项调查，代表了我国营养相对良好人群的生长水平，满足了制订生长标准的基本人群要求。中国新生儿生长标准遵循制订生长标准的国际范式进行调查方案设计，采用以人群为基础的抽样设计理念，选择人群营养状况良好的城市作为调查点，设定严格的纳入排除标准，剔除了具有较高疾病风险的孕产妇生产的新生儿，保证了纳入个体的发育正常与相对健康，能代表当前我国新生儿正常的生长发育水平，是接近"理想"的参照人群，具有更高的筛查效能和诊断价值。

选择合适的曲线平滑方法是制订标准的关键技术。由于采用原始调查数据绘制的生长曲线不光滑，加之数据偏态分布时导致标准差单位数值不能与百分位数值准确对应，因此需要对原始调查数据进行平滑处理。目前，国际上普遍使用的曲线拟合方法是基于偏度、位置和变异的曲线平滑方法（LMS法），该方法首先将偏态分布数据进行BCCG转换使其达到或接近正态分布，然后采用三次样条函数对转换后的数据进行平滑处理，最后获得光滑的百分位曲线和标准差单位曲线。基于位置、尺度和形状的广义可加模型（GAMLSS法）是LMS法的拓展，是目前国际上最先进的生长曲线平滑方法。该方法包含BCCG、BCPE和BCT等多种分布转换方法和三次样条函数、分段多项式等多种平滑函数，能提高对具有明显偏度和峰度的复杂分布数据的处理能力，是目前国际上最先进、功能最强大的生长曲线拟合方法。中国新生儿生长标准除了采用国际上先进的GAMLSS曲线拟合方法产生标准化的百分位数和标准差单位数值外，更是在建立标准前期进行了数据敏感性分析、正态性检验、偏度及峰度分析、样本加权论证、数据分布转换验证等关键技术的分析与论证，保证了在生长标准研制方法上的科学性和严谨性。

二、正确认识新生儿生长曲线变化规律

正确认识新生儿生长曲线的形态变化规律有利于准确理解"新生儿生长标准"的种族差异和年代变化。新生儿生长曲线反映了新生儿的宫内生长模式及规律，出生体重、身长和头围随着胎龄增长均呈快速增长趋势，足月后生长速率较足月前略有下降。新生儿生长曲线形态除了受内在的生长模式调控外，还受种族差异、地区差异、年代变迁导致的长期趋势、是否有严格的纳入排除标准、测量误差导致的变异、统计方法导致的拟合优度等方面因素的影响。基于常规的监测数据制定的新生儿生长曲线，由于缺乏严格的纳入排除标准、且测量误差较大，导致生长曲线的形态变异较大，主要反映在高低百分位数之间（如$P_3 \sim P_{97}$）的距离较大（即开口过大），如美国新生儿生长参照值、Fenton2013早产儿生长监测图表均比INTERGROWTH新生儿生长标准开口大。荷兰的研究进一步证实，基于低风险孕产妇产下的新生儿制定的出生体重生长曲线不仅开口较小，而且更能提高筛查小于胎龄儿（small for gestational age infant，SGA）和新生儿不良结局的效能。中国新生儿生长标准与INTERGROWTH生长标准都是基于有严格研究设计的专项调查数据制定的，生长曲线的形态变异相对较小，是更接近"理想"的参照标准。国内其他基于大样本监测数据模拟出的新生儿出生体重生长曲线均较中国新生儿生长标准开口大，主要归因于他们的参照人群中可能包含了具有较高疾病风险的孕产妇产下的新生儿。

三、正确认识新生儿宫内外生长模式差异

正确认识新生儿宫内外生长模式的差异对新生儿生长标准的研制和使用具有重要意义。早产儿生后一般都会呈现不同程度的追赶生长，但由于生后追赶生长过程复杂，因此，即便基于同一研究项目建立的横断面生长曲线也与纵向生长曲线有显著差异，在36～37周前后表现出不同的生长模式。事实上即便基于同一批数据，采用将新生儿数据与生后数据混合也会与单独使用新生儿数据建立的生长曲线有显著差异，基于将新生儿数据与生后数据混合制定的新生儿生长曲线若用于评估新生儿出生时（宫内）的生长与营养状况（尤其是足月儿）可能会出现较大偏差。因此，2009年英国新修订的UK-WHO生长图表新生儿部分则采用基于单独新生儿数据获得的生长曲线替代先前的基于混合数据获得的UK1990生长图表，以期对新生儿出生时（宫内）的生长和营养评价更加科学准确。中国新生儿生长标准采用新生儿出生时的体格测量数据制定，反映的是新生儿出生时（宫内）的生长与营养状况，用于早产儿生后早期的生长监测和追赶生长评价时应结合其他指标进行综合判断与

合理解释。

四、正确区分新生儿生长标准类型

正确区分新生儿生长标准的类型是精准选择和合理使用标准的前提条件，更是科学评估新生儿生长与营养状况的前提条件。根据制定标准或参照值的参照人群的来源不同，可将新生儿标准或参照值分为以下4种类型：①完全基于横断面数据制定的横断面标准，如中国新生儿生长标准、美国新生儿参照值、INTERGROWTH横断面标准；②将新生儿横断面标准（早产儿部分）与采用生后数据建立的生长参照标准（如WHO 5岁以下儿童生长标准）对接形成的横断面监测标准，如中国早产儿生后生长监测曲线、Fenton2013早产儿生长监测图表；③基于混合纵向数据制定的纵向标准，如INTERGROWTH纵向标准；④胎儿宫内超声参照标准。横断面标准主要用于评价新生儿出生时（宫内）的生长与营养状况；横断面监测标准主要用于早产儿出生后（宫外）的生长发育监测，应谨慎用于出生时（宫内）的生长与营养评价；纵向标准主要用于新生儿出生后（宫外）的生长发育监测；超声标准主要用于基于超声测量参数评价胎儿未出生时宫内生长发育状况。

五、正确选择评价标准与评价指标

基于中国人群种族和生活环境特征制定的中国标准能最真实地反映中国儿童的生长发育状况，因此无论是个体评价还是群体评价都应优先选用中国标准，尤其是在个体儿童生长发育监测中，更应该选用中国标准进行连续的定期追踪评估。如果使用的目的侧重于国际间比较，则选择国际标准更合适，但最好同时报道基于中国标准的研究结果。

出生体重因测量简单、重复性好，是目前国内外评价新生儿出生时（宫内）生长与营养状况最常用的指标，但仅考虑出生体重并不能全面评估新生儿宫内发育与健康状况。通过对出生体重、身长和头围综合评估能够更好地反映新生儿生后早期的生长模式，尤其对早产儿追赶生长是否适宜有重要指导意义。2018年发表的一项专家共识认为，出生体重低于同性别同胎龄参照值P_{10}可能不是生长迟缓，高于P_{10}也可能是生长迟缓，如要进行更准确的判断还应该考虑出生身长和头围是否偏低、宫内是否生长迟缓、母亲孕期是否健康。因此，为了弥补单独使用出生体重的不足，可将出生身长和头围作为重要辅助指标全面评估新生儿出生时（宫内）生长与营养状况。在临床实际工作中应尽可能同时对出生体重、身长和头围进行测量和评估，甚至进一步考察这些指标的相互关系来综合评价新生儿宫内发育状况以及体型是否匀称等。

充分理解体重身长比、BMI、PI、体重头围比和身长头围比5个指标的含义，有利于实际工作中更好地选择适宜的身体比例指标开展生长发育评价。这5个指标均是反映身体比例的指标，但各有侧重点，任何单一指标尚不足以全面反映新生儿身体比例。体重身长比能较好地反映新生儿宫内营养状况，也能准确地反映新生儿体成分含量。美国相关研究显示BMI比体重身长比和PI更好地反映新生儿身体比例。PI是传统的新生儿身体匀称性临床分型的常用指标。体重头围比能较好地反映新生儿宫内营养状况、一定程度反映宫内生长迟缓的不良结局。身长头围比主要用于反映新生儿身体比例/匀称度。1987年《小于胎龄儿诊疗常规试行草案》采用PI或身长头围比对SGA进行临床匀称型与非匀称型分型。

六、正确进行生长水平与身体比例评价

目前对于SGA的定义仍存在争议。2001年国际SGA咨询委员会将SGA定义为出生体重和/或出生身长低于同性别、同胎龄参照值$-2SD$。2017年一项关于SGA的综述回顾了2006—2016年有关SGA的定义，在纳入的26项研究中有21项将SGA定义为出生体重低于P_{10}，有2项研究除把低于P_{10}定义为SGA外，进一步把低于P_3或P_5定义为重度SGA，有3项研究将SGA定义为出生体重低于$-2SD$。一项2018年发表的专家共识将出生体重低于同性别、同胎龄参照值P_3定义为新生儿生长迟缓，具备以下5项中至少3项者亦被定义为生长迟缓：出生体重$<P_{10}$、出生头围$<P_{10}$、出生身长$<P_{10}$、产前被诊断为生长迟缓、母亲孕期高血压或子痫前期。2019年美国妇产科临床管理指南仍将出生体重低于P_{10}定义为SGA。由于早产儿通常都会伴有母亲孕期合并症或并发症，理论上讲，早产儿都不算健康儿，基于早产儿数据建立的生长标准不算是理想的生长标准，若按出生体重低于$-2SD$或P_3，可能会低估早产儿的健康风险，不利于早产儿的生存、发育和预后。

中国新生儿生长标准建议采用出生体重$<P_{10}$定义为SGA、$<P_3$定义为重度SGA、$P_{10} \sim P_{90}$定义为适于胎龄儿（appropriate for gestational age infant，AGA）、$>P_{90}$定义大于胎龄儿（large for gestational age infant，LGA），并在临床实践中结合出生身

长、出生头围及有关身体比例指标（如体重身长比、BMI、PI、体重头围比、身长头围比）等全面评估新生儿的生长发育和健康状况。身体比例评价是新生儿生长水平评价的重要组成部分，尤其对SGA分型有重要临床实际价值，目前仍缺乏对不同身体比例指标适用性和有效性的系统性论证，亟需更多的研究者开展更加科学合理的研究，共同探索不同身体比例指标的潜在应用价值，共同推动新生儿身体比例评价的更加科学化和规范化。

参考文献

［1］WHO WORKING GROUP. Use and interpretation of anthropometric indicators of nutritional status［J］. Bull World Health Organ. 1986, 64: 929-641.

［2］KUCZMARSKI R J, OGDEN C L, GUO S S, et al. 2000 CDC Growth Charts for the United States: Methods and Development［J］. Vital Health Stat 11. 2002, 246: 1-190.

［3］COLE TJ. The development of growth references and growth charts ［J］. Ann Hum Biol. 2012, 39（5）: 382-394.

［4］KISERUD T, BENACHI A, HECHER K, et al. The World Health Organization fetal growth charts: concept, findings, interpretation, and application［J］. Am J Obstet Gynecol. 2018, 218（2S）: S619-S629.

［5］ZHANG J, MERIALDI M, PLATT L D, et al. Defining normal and abnormal fetal growth: promises and challenges［J］. Am J Obstet Gynecol. 2010, 202（6）: 522-528.

［6］HOFTIEZER L, HOF MHP, DIJS-ELSINGA J, et al. From population reference to national standard: new and improved birthweight charts

　　　　［J］. Am J Obstet Gynecol. 2019, 220（4）: 383. e1-e383. e17.

［7］DE ONIS M, HABICHT J P. Anthropometric reference data for international use: Recommendations from a World Health Organization expert committee［J］. Am J Clin Nutr. 1996, 64（4）: 650-658.

［8］DE ONIS M, GARZA C, VICTORA C G, et al. The WHO Multicentre Growth Reference Study: planning, study design, and methodology［J］. Food Nutr Bull. 2004, 25（1 Suppl）: S15-S26.

［9］ZONG X N, LI H, ZHANG Y Q, et al. Construction of China national newborn growth standards based on a large low-risk sample［J］. Sci Rep. 2021, 11（1）: 16093.

［10］宗心南, 李辉. 中国不同胎龄新生儿生长参照标准的建立: 研究方案设计与标准研制方法［J］. 中国循证儿科杂志. 2020, 15（4）: 254-263.

［11］李辉, 张亚钦, 宗心南. 中国不同出生胎龄新生儿出生体重、身长和头围的生长参照标准及曲线［J］. 中华儿科杂志. 2020, 58（9）: 731-739.

［12］宗心南, 李辉, 张亚钦, 等. 中国不同出生胎龄新生儿体重身长比、体质指数和重量指数的参照标准及生长曲线［J］. 中华儿科杂志. 2021, 59（3）: 181-188.

［13］宗心南, 李辉, 张亚钦, 等. 中国新生儿体重/头围比和身长/头围比的生长参照标准［J］. 中国循证儿科杂志. 2020, 15（6）: 401-405.

［14］COLE T J. The LMS method for constructing normalized growth standards［J］. Eur J Clin Nutr. 1990, 44（1）: 45-60.

［15］RIGBY R A, STASINOPOULOS D M. Automatic smoothing parameter selection in GAMLSS with an application to centile estimation［J］. Stat Methods Med Res. 2014, 23（4）: 318-332.

［16］OLSEN I E, GROVEMAN S A, LAWSON M L, et al. New intrauterine growth curves based on United States data［J］. Pediatrics. 2010, 125（2）: e214-e224.

［17］FENTON T R, KIM J H. A systematic review and meta-analysis to revise the Fenton growth chart for preterm infants［J］. BMC Pediatr. 2013, 13: 59.

［18］VILLAR J, CHEIKH ISMAIL L, VICTORA C G, et al. International standards for newborn weight, length, and head circumference by gestational age and sex: the Newborn Cross-Sectional Study of the INTERGROWTH-21st Project［J］. Lancet. 2014, 384（9946）: 857-868.

［19］HOFTIEZER L, HUKKELHOVEN C W, HOGEVEEN M, et al. Defining small-for-gestational-age: prescriptive versus descriptive birthweight standards［J］. Eur J Pediatr. 2016, 175（8）: 1047-1057.

［20］朱丽, 张蓉, 张淑莲, 等. 中国不同胎龄新生儿出生体重曲线［J］. 中华儿科杂志. 2015, 53（2）: 97-103.

［21］DAI L, DENG C F, LI Y H, et al. Birth Weight Reference Percentiles for Chinese［J］. PLoS ONE. 2014, 9（8）: e104779.

［22］VILLAR J, GIULIANI F, BHUTTA Z A, et al. Postnatal growth standards for preterm infants: the Preterm Postnatal Follow-up Study of the INTERGROWTH-21st Project［J］. Lancet Glob Health. 2015, 3（11）: e681-e691.

［23］COLE T J, FREEMAN J V, PREECE M A. British 1990 growth reference centiles for weight, height, body mass index and head circumference fitted by maximum penalized likelihood［J］. Stat Med. 1998, 17（4）: 407-429.

［24］Cole T J, Williams A F, Wright C M, et al. Revised birth centiles for weight, length and head circumference in the UK-WHO growth charts［J］. Ann Hum Biol. 2011, 38（1）: 7-11.

［25］WHO MULTICENTER GROWTH REFERENCE STUDY GROUP. WHO Child Growth Standards: Length/height-for-age, weight-for-age, weight-for-length, weight-for-height and body mass index-for-age: Methods and development [J]. Geneva: WHO, 2006.

[26] ZONG X, LI H, ZHANG Y. Establishing Postnatal Growth Monitoring Curves of Preterm Infants in China: Allowing for Continuous Use from 24 Weeks of Preterm Birth to 50 Weeks [J]. Nutrients. 2022, 14 (11): 2232.

[27] PAPAGEORGHIOU A T, OHUMA E O, ALTMAN D G, et al. International Standards for Fetal Growth Based on Serial Ultrasound Measurements: The Fetal Growth Longitudinal Study of the INTERGROWTH-21st Project [J]. Lancet. 2014, 384 (9946): 869-879.

[28] KISERUD T, PIAGGIO G, CARROLI G, et al. The World Health Organization Fetal Growth Charts: A Multinational Longitudinal Study of Ultrasound Biometric Measurements and Estimated Fetal Weight [J]. PLoS Med. 201, 14 (1): e1002220.

[29] TAAL H R, VD HEIJDEN A J, STEEGERS E A, et al. Small and large size for gestational age at birth, infant growth, and childhood overweight [J]. Obesity (Silver Spring). 2013, 21 (6): 1261-1268.

[30] BEUNE I M, BLOOMFIELD F H, GANZEVOORT W, et al. Consensus Based Definition of Growth Restriction in the Newborn [J]. J Pediatr. 2018, 196: 71-76.

[31] LEI X, ZHANG Y, FANG F, et al. Choosing the best newborn anthropometric measure associated with the risks and outcomes of intrauterine growth restriction [J]. Clin Pediatr (Phila). 2015, 54 (14): 1315-1321.

[32] FOK T F, HON K L, NG P C, et al. Use of anthropometric indices to reveal nutritional status: normative data from 10, 226 Chinese neonates [J]. Neonatology. 2009, 95 (1): 23-32.

[33] BRAGA T D, LIMA MDE C. Weight/length ratio: is it a good index to assess the nutritional status of full-term newborns? [J]. J Pediatr (Rio J). 2002, 78 (3): 219-224.

［34］VILLAR J，PUGLIA F A，FENTON T R，et al. Body composition at birth and its relationship with neonatal anthropometric ratios：the newborn body composition study of the INTERGROWTH-21st project ［J］. Pediatr Res. 2017，82（2）：305-316.

［35］FERGUSON A N，GRABICH S C，OLSEN I E，et al. BMI is a better body proportionality measure than the ponderal index and weight-for-length for preterm infants［J］. Neonatology. 2018，113（2）：108-116.

［36］OLSEN I E，LAWSON M L，FERGUSON A N，et al. BMI curves for preterm infants［J］. Pediatrics. 2015，135（3）：e572-e581.

［37］WILLIAMSON A L，DERADO J，BARNEY B J，et al. Longitudinal BMI growth curves for surviving preterm NICU infants based on a large US sample［J］. Pediatrics. 2018，142（3）：e20174169.

［38］LUBCHENCO L O，HANSMAN C，BOYD E. Intrauterine growth in length and head circumference as estimated from live births at gestational ages from 26 to 42 weeks［J］. Pediatrics. 1966，37（3）：403-408.

［39］邵肖梅. 小于胎龄儿诊疗常规试行草案［J］. 中华儿科杂志. 1988，26（3）：164-165.

［40］COLE T J，HENSON G L，TREMBLE J M，et al. Birthweight for length：ponderal index，body mass index or Benn index?［J］. Ann Hum Biol. 1997，24（4）：289-298.

［41］LANDMANN E，REISS I，MISSELWITZ B，et al. Ponderal index for discrimination between symmetric and asymmetric growth restriction：percentiles for neonates from 30 weeks to 43 weeks of gestation ［J］. J Matern Fetal Neonatal Med. 2006，19（3）：157-160.

［42］刘喜红，张宝林，王宝琼. 新生儿体格发育10项身体指数的筛选研究［J］. 中国儿童保健杂志. 2000，8（1）：51-52.

［43］LEE P A，CHERNAUSEK S D，HOKKEN-KOELEGA A C，et al. International Small for Gestational Age Advisory Board consensus development conference statement: management of short children born small for gestational age, April 24-October 1, 2001 [J]. Pediatrics. 2003, 111（6 Pt 1）: 1253-1261.

[44] SCHLAUDECKER E P, MUNOZ F M, BARDAJÍ A, et al. Small for gestational age: Case definition & guidelines for data collection, analysis, and presentation of maternal immunisation safety data [J]. Vaccine. 2017, 35（48 Pt A）: 6518-6528.

[45] AMERICAN COLLEGE OF OBSTETRICIANS AND GYNECOLO-GISTS' COMMITTEE ON PRACTICE BULLETINS-OBSTETRICS AND THE SOCIETY FORMATERNAL-FETALMEDICIN. ACOG Practice Bulletin No. 204: Fetal Growth Restriction [J]. Obstet Gynecol. 2019, 133（2）: e97-e109.

第六章
《不同胎龄新生儿出生时生长评价标准》

　　2022年7月28日国家卫生健康委员会发布《不同胎龄新生儿出生时生长评价标准》，2022年10月1日起实施。为彰显国家卫生行业标准的严肃性、规范性和完整性，同时也为了便于读者直接参考引用，本次出版在格式和内容上未进行任何调整和修改。

ICS 11.020

CCS C 63

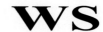

中华人民共和国卫生行业标准

WS/T 800—2022

不同胎龄新生儿出生时生长评价标准

Growth standard for newborns by gestational age

2022 - 07 - 28 发布

2022 - 10 - 01 实施

中华人民共和国国家卫生健康委员会 发布

前　言

本标准由国家卫生健康委妇幼健康标准专业委员会负责技术审查和技术咨询，由国家卫生健康委医疗管理服务指导中心负责协调性和格式审查，由国家卫生健康委员会妇幼健康司负责业务管理、法规司负责统筹管理。

本标准起草单位：首都儿科研究所、北京大学第一医院、中国医学科学院北京协和医院、首都医科大学附属北京妇产医院、天津市中心妇产科医院、南京市妇幼保健院、昆明市妇幼保健院、西北妇女儿童医院。

本标准主要起草人：李辉、宗心南、张亚钦、赵更力、冯琪、王丹华、张巍、郑军、田秀英、韩树萍。

不同胎龄新生儿出生时生长评价标准

1 范围

本标准规定了胎龄24周～42周单胎新生儿出生时体格生长状况的判定指标和判定方法。

本标准适用于胎龄24周～42周单胎新生儿出生时体格生长状况的群体评价及个体评价。

2 规范性引用文件

下列文件中的内容通过文中的规范性引用而构成本标准必不可少的条款。其中，注日期的引用文件，仅该日期对应的版本适用于本标准；不注日期的引用文件，其最新版本（包括所有的修改单）适用于本标准。

WS/T 424 人群健康监测人体测量方法

3 术语和定义

下列术语和定义适用于本标准。

3.1

体重 weight

人体的总重量（裸重）。

［来源：WS/T 424—2013，3.4］

3.2

身长 length

平卧位头顶到足跟的长度。

［来源：WS/T 424—2013，3.2］

3.3

头围 head circumference

右侧齐眉弓上缘经过枕骨粗隆最高点的头部周长。

［来源：WS/T 424—2013，3.5，有修改］

4 出生时体格生长状况的评价

4.1 根据母亲末次月经和孕早期（前3个月）超声检查结果综合确定胎龄。当两种方法确定的胎龄相差1周以内时，以母亲末次月经为准，当两种方法确定的胎龄相差1周以上时，以超声检查为准。

4.2 采用附录A对新生儿出生时的体格生长状况进行评价。新生儿实测出生体重低于同性别同胎龄第10百分位数（P_{10}）评价为小于胎龄儿；高于同性别同胎龄第90百分位数（P_{90}）评价为大于胎龄儿；处于同性别同胎龄$P_{10} \sim P_{90}$之间评价为适于胎龄儿。出生身长和出生头围可作为辅助指标全面评价新生儿出生时的体格生长状况。

5 体格测量方法

新生儿出生时体重、身长和头围的测量方法按照WS/T 424的规定。

附录A

（规范性）
不同胎龄新生儿出生体重、身长和头围的百分位数值

　　胎龄24周～42周新生儿出生体重的百分位数值见表A-1和表A-2。

　　胎龄24周～42周新生儿出生身长的百分位数值见表A-3和表A-4。

　　胎龄24周～42周新生儿出生头围的百分位数值见表A-5和表A-6。

表A-1 胎龄24周～42周男性新生儿出生体重的百分位数值

单位为克

胎龄（周）	P_3	P_{10}	P_{25}	P_{50}	P_{75}	P_{90}	P_{97}
24	455	570	655	732	804	874	959
25	513	640	734	819	900	978	1072
26	580	719	823	918	1008	1096	1200
27	657	809	924	1030	1130	1228	1343
28	745	910	1036	1154	1267	1375	1503
29	845	1023	1162	1293	1418	1539	1680
30	958	1150	1302	1446	1586	1720	1876
31	1087	1292	1457	1617	1771	1920	2091
32	1233	1451	1630	1805	1976	2140	2328
33	1400	1628	1820	2012	2199	2380	2585
34	1586	1823	2027	2234	2438	2634	2856
35	1791	2033	2247	2467	2686	2897	3133
36	2015	2258	2477	2707	2937	3159	3406
37	2247	2487	2708	2943	3181	3410	3664
38	2468	2701	2921	3157	3399	3632	3889
39	2649	2874	3091	3329	3573	3809	4068
40	2783	3002	3216	3455	3702	3941	4203
41	2886	3100	3314	3554	3806	4051	4319
42	2977	3188	3402	3647	3907	4161	4438

表A-2 胎龄24周～42周女性新生儿出生体重的百分位数值

单位为克

胎龄（周）	P_3	P_{10}	P_{25}	P_{50}	P_{75}	P_{90}	P_{97}
24	416	498	564	629	692	756	833
25	479	572	648	722	796	869	958
26	549	654	741	826	911	995	1096
27	626	745	843	941	1038	1135	1250
28	711	844	955	1067	1178	1288	1418
29	804	951	1076	1203	1330	1455	1601
30	906	1068	1209	1352	1495	1636	1800
31	1020	1198	1354	1515	1676	1835	2018
32	1151	1344	1516	1694	1875	2051	2254
33	1302	1509	1696	1892	2091	2285	2506
34	1477	1695	1896	2108	2323	2534	2771
35	1676	1902	2113	2338	2568	2791	3042
36	1896	2125	2342	2575	2815	3047	3305
37	2130	2357	2574	2810	3052	3287	3546
38	2358	2579	2792	3026	3266	3498	3753
39	2547	2762	2971	3202	3440	3670	3920
40	2686	2896	3104	3336	3575	3806	4055
41	2796	3005	3214	3448	3691	3925	4178
42	2891	3101	3312	3551	3801	4042	4301

表A-3 胎龄24周～42周男性新生儿出生身长的百分位数值

单位为厘米

胎龄 （周）	P_3	P_{10}	P_{25}	P_{50}	P_{75}	P_{90}	P_{97}
24	26.9	28.3	29.7	31.2	32.6	33.8	35.0
25	28.1	29.6	31.0	32.5	34.0	35.3	36.5
26	29.2	30.8	32.3	33.9	35.4	36.7	38.0
27	30.5	32.1	33.7	35.3	36.9	38.3	39.6
28	31.7	33.4	35.1	36.8	38.4	39.8	41.2
29	33.0	34.8	36.5	38.2	39.9	41.3	42.7
30	34.3	36.2	37.9	39.7	41.4	42.8	44.2
31	35.7	37.7	39.4	41.2	42.8	44.3	45.6
32	37.2	39.1	40.9	42.6	44.3	45.6	47.0
33	38.7	40.7	42.4	44.1	45.6	46.9	48.3
34	40.2	42.2	43.8	45.4	46.8	48.2	49.5
35	41.8	43.6	45.2	46.6	48.0	49.2	50.7
36	43.2	45.0	46.4	47.7	49.0	50.4	51.8
37	44.4	46.2	47.5	48.7	49.8	51.2	52.9
38	45.6	47.3	48.5	49.5	50.6	52.1	53.7
39	46.5	48.2	49.3	50.3	51.2	52.6	54.4
40	47.3	48.9	49.8	50.8	51.7	53.1	54.9
41	47.9	49.4	50.2	51.2	52.1	53.5	55.3
42	48.3	49.7	50.5	51.4	52.4	53.8	55.6

表A-4 胎龄24周～42周女性新生儿出生身长的百分位数值

单位为厘米

胎龄 （周）	P_3	P_{10}	P_{25}	P_{50}	P_{75}	P_{90}	P_{97}
24	26.9	28.2	29.4	30.6	31.8	32.8	33.7
25	28.0	29.4	30.6	32.0	33.2	34.2	35.2
26	29.1	30.6	31.9	33.3	34.7	35.8	36.8
27	30.2	31.8	33.2	34.7	36.2	37.4	38.5
28	31.4	33.0	34.6	36.2	37.7	39.0	40.2
29	32.5	34.3	35.9	37.6	39.2	40.5	41.8
30	33.8	35.6	37.3	39.0	40.7	42.1	43.4
31	35.1	36.9	38.6	40.4	42.1	43.5	44.9
32	36.4	38.3	40.0	41.8	43.5	44.9	46.3
33	37.8	39.7	41.4	43.2	44.9	46.3	47.6
34	39.3	41.2	42.9	44.6	46.2	47.5	48.7
35	40.8	42.7	44.3	45.9	47.4	48.6	50.0
36	42.4	44.1	45.7	47.1	48.5	49.6	50.9
37	43.7	45.3	46.9	48.2	49.4	50.4	51.9
38	44.8	46.4	47.9	49.1	50.1	51.1	52.6
39	45.8	47.3	48.7	49.9	50.7	51.7	53.2
40	46.5	48.1	49.4	50.4	51.3	52.3	53.7
41	47.1	48.7	49.8	50.9	51.7	52.6	54.2
42	47.6	49.2	50.1	51.2	52.0	53.0	54.5

表 A-5　胎龄 24 周～ 42 周男性新生儿出生头围的百分位数值

单位为厘米

胎龄 （周）	P_3	P_{10}	P_{25}	P_{50}	P_{75}	P_{90}	P_{97}
24	19.4	20.3	21.2	22.0	22.8	23.5	24.0
25	20.3	21.3	22.2	23.1	23.9	24.6	25.2
26	21.2	22.2	23.2	24.1	25.0	25.7	26.4
27	22.1	23.2	24.1	25.1	26.0	26.8	27.5
28	23.0	24.1	25.1	26.1	27.0	27.8	28.6
29	23.9	25.0	26.0	27.0	28.0	28.9	29.7
30	24.7	25.8	26.9	28.0	29.0	29.9	30.7
31	25.6	26.7	27.7	28.8	29.9	30.8	31.7
32	26.4	27.5	28.6	29.7	30.7	31.7	32.6
33	27.3	28.4	29.4	30.5	31.5	32.5	33.4
34	28.1	29.2	30.2	31.3	32.3	33.2	34.2
35	28.9	30.0	30.9	31.9	32.9	33.9	34.8
36	29.7	30.6	31.6	32.5	33.5	34.4	35.3
37	30.3	31.2	32.1	33.1	34.0	34.9	35.8
38	30.9	31.8	32.6	33.5	34.4	35.3	36.1
39	31.3	32.2	33.0	33.9	34.7	35.6	36.5
40	31.6	32.5	33.3	34.1	35.0	35.8	36.7
41	31.9	32.8	33.6	34.4	35.2	36.0	36.9
42	32.2	33.0	33.8	34.6	35.4	36.2	37.1

表A-6　胎龄24周～42周女性新生儿出生头围的百分位数值

单位为厘米

胎龄（周）	P_3	P_{10}	P_{25}	P_{50}	P_{75}	P_{90}	P_{97}
24	19.3	20.0	20.7	21.6	22.3	22.8	23.2
25	20.1	20.9	21.7	22.6	23.3	23.9	24.4
26	20.9	21.8	22.6	23.6	24.4	25.0	25.6
27	21.7	22.7	23.6	24.5	25.4	26.1	26.7
28	22.6	23.5	24.5	25.5	26.5	27.2	27.9
29	23.4	24.4	25.4	26.5	27.5	28.3	29.0
30	24.2	25.2	26.3	27.4	28.5	29.3	30.1
31	25.0	26.1	27.2	28.3	29.4	30.3	31.1
32	25.9	27.0	28.1	29.2	30.3	31.2	32.1
33	26.8	27.9	28.9	30.1	31.1	32.1	33.0
34	27.7	28.7	29.7	30.8	31.9	32.8	33.7
35	28.5	29.5	30.5	31.5	32.6	33.5	34.4
36	29.3	30.2	31.2	32.2	33.1	34.0	34.9
37	30.0	30.9	31.8	32.7	33.6	34.5	35.3
38	30.5	31.4	32.3	33.1	34.0	34.8	35.7
39	31.0	31.9	32.7	33.5	34.3	35.2	36.0
40	31.4	32.2	33.0	33.8	34.6	35.4	36.3
41	31.7	32.5	33.3	34.1	34.9	35.7	36.6
42	31.9	32.8	33.6	34.3	35.2	36.0	36.9

附　录

《不同胎龄新生儿出生时生长评价标准》相关学术论文

［1］首都儿科研究所，九市儿童体格发育调查协作组. 中国不同出生胎龄新生儿出生体重、身长和头围的生长参照标准及曲线［J］. 中华儿科杂志. 2020, 58（9）：738-746.

［2］宗心南，李辉. 中国不同胎龄新生儿生长参照标准的建立：调查方案设计和标准研制方法［J］. 中国循证儿科杂志. 2020, 15（4）：251-260.

［3］宗心南，李辉，张亚钦，等. 中国不同出生胎龄新生儿体重身长比、体质指数和重量指数的参照标准及生长曲线［J］. 中华儿科杂志. 2021, 59（3）：181-188.

［4］宗心南，李辉，张亚钦，等. 中国新生儿体重别身长和体重别头围参照标准及生长曲线［J］. 中华儿科杂志. 2023, 61（5）：425-433.

［5］宗心南，李辉，张亚钦，等. 中国新生儿体重头围比和身长头围比的生长参照标准［J］. 中国循证儿科杂志. 2020, 15（6）：401-405.

［6］宗心南，李辉. 正确认识与合理使用新生儿生长标准［J］. 中国循证儿科杂志. 2020, 15（4）：247-250.

［7］ZONG X N, LI H, ZHANG Y Q, et al. Construction of China national newborn growth standards based on a large low-risk sample［J］. Sci Rep. 2021, 11（1）：16093.

［8］ZHANG Y Q, LI H, ZONG X N, et al. Comparison of updated

birth weight，length and head circumference charts by gestational age in China with the INTERGROWTH-21st NCSS charts：a population-based study［J］. World J Pediatr. 2023，19（1）：96-105.

［9］ZONG X N，LI H，ZHANG Y Q. Establishing Postnatal Growth Monitoring Curves of Preterm Infants in China：Allowing for Continuous Use from 24 Weeks of Preterm Birth to 50 Weeks［J］. Nutrients. 2022，14（11）：2232.

后　记

2022年秋，国家卫生健康委法规司发布了《不同胎龄新生儿出生时生长评价标准》WS/T 800—2022和《7岁以下儿童生长标准》WS/T 423—2022，这两项国家卫生行业标准的发布标志着我国儿童生长评价标准体系建设取得重大成果。

新发布的两项国家卫生行业标准依据覆盖面广、代表性强、设计严谨、质控严格的国家专项调查——"中国九市七岁以下儿童体格发育调查"制定，代表了当今我国营养良好儿童的生长发育水平，是符合我国儿童生长发育特征和规律的新时期中国儿童生长标准，能满足将来较长一段时间内的使用需求。与国内外同类标准相比，新发布的两项国家卫生行业标准达到了国内领先、国际先进水平。

《不同胎龄新生儿出生时生长评价标准》主要用于胎龄24～42周新生儿出生时的体格生长状况评价，也可用于早产儿生后早期的生长监测，为使早产儿生后早期的生长监测更加科学、高效、便捷，我们进一步研制了一套专供早产儿生后早期生长监测使用的标准化生长曲线图，详见本书第三章。

《不同胎龄新生儿出生时生长评价标准》包含出生体重、身长和头围3个指标。出生体重容易获得、测量误差较小，是临床监测新生儿生长及营养状况最常用的指标，如对SGA、LGA的判定。出生身长和出生头围可作为辅助指标全面评价新生儿出生时的体格生长状况。采用同样的参照人群，我们同时也研制出体重身长比、BMI、PI、体重头围比、身长头围比、体重别身长和体重别头围等指标的参照值，供新生儿营养状况和身体比例评价等相关研究探讨时参照使用，如SGA匀称/非匀称临床分型。

为方便使用，我们开发了手机微信小程序"新生儿及早产儿生长评价"。输入性别、出生胎龄、出生体重、出生身长、出生头围，能自动计算出百分位数、Z值。

这套新生儿生长标准是新时期我国儿童生长评价标准体系的重要组成部分，为我国新生儿早期发育评估与生长监测提供了有用的参考工具。本书汇集了我们团队发表的与该标准有关的重要文章内容，以满足临床医生和科研人员"一册在手纵览所有"的使用需求。最后，我们衷心希望更多的临床医生和科研人员继续开展新生儿营养状况、身体比例、早期科学喂养、适宜追赶生长等方面的深入研究，共同守护和促进我国新生儿健康成长。

李 辉

2023 年 5 月

- 数据来自新时期中国不同胎龄新生儿体格发育国家专项调查
- 国家卫生行业标准（WS/T 800—2022）
- 覆盖出生胎龄24～42周
- 指标

常用指标：体重、身长、头围

其他指标：体重身长比、体质指数、重量指数、体重头围比、身长头围比、体重别身长、体重别头围

- 各指标的百分位数和标准差单位数值及生长曲线图
- 符合中国人种族和生活环境特征的新时期中国新生儿生长标准

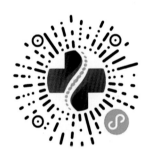

新生儿及早产儿生长评价